한 평생 온 가족 건강을 위하여

성 질환
예방과 치료법

현대건강연구회편

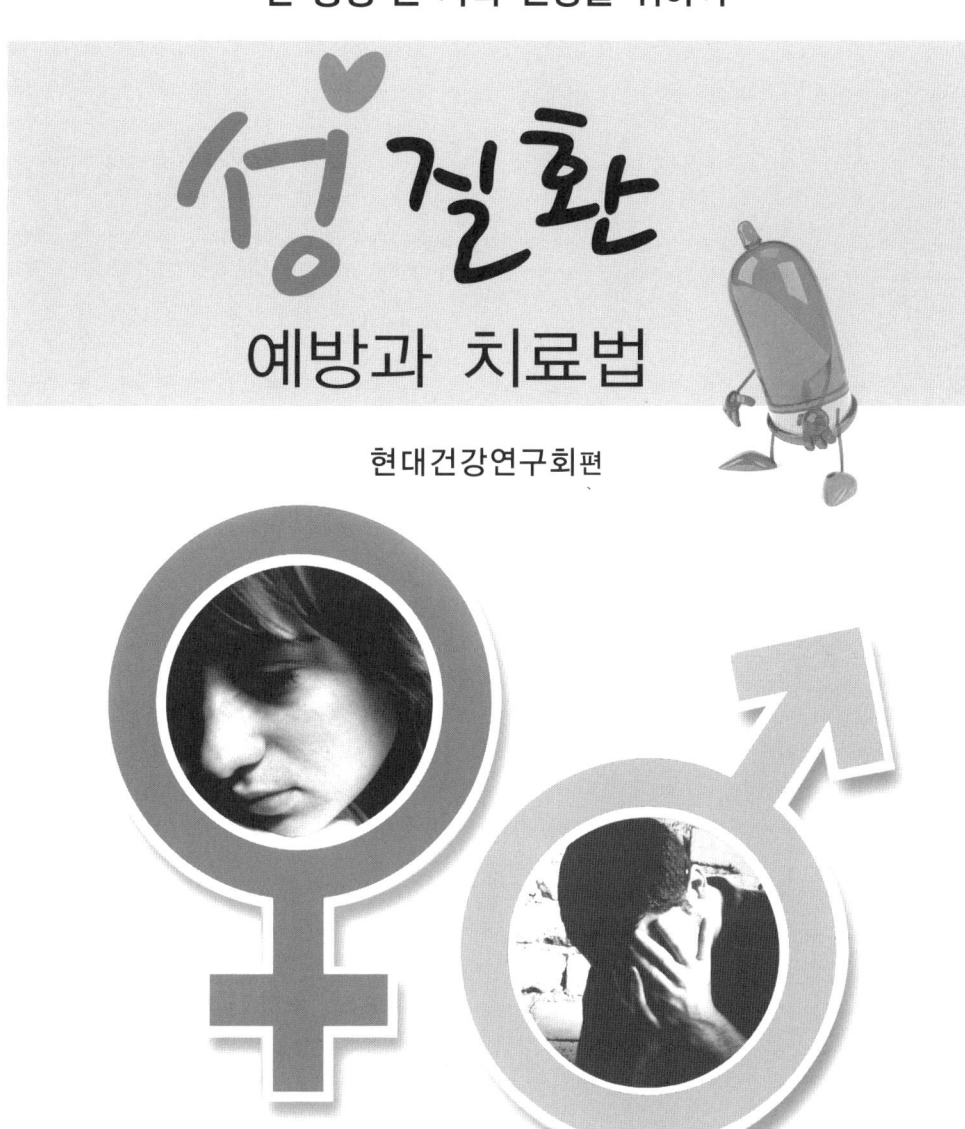

太乙出版社

> 인류의 건강과 행복을 위하여,
> 고통없는 나날과 사랑의 아름다움, 그리고
> 충만된 은혜의 빛남이 온 누리에 가득하기를
> 삼가 기원하면서, 포근한 인생을 꿈꾸는
> 독자에게 이 책을 바칩니다.

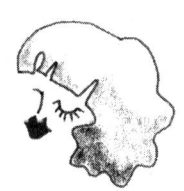

□ 머리말

부끄러워 하지 말고
적극적으로 대처하자

　병을 좋아하는 사람은 아무도 없겠지만 그 중에서도 성병은 특히 꺼려지고 있다. 단지 꺼려질 뿐만 아니라 불쾌한 병이라고 업신여겨져서 성병에 걸린 사람은 그 인격까지 무시당하는 경향이 있다.
　옛날 군영에서는 전상을 1등증, 보통의 병을 2등증, 성병은 3등증으로 구별해서 3등증 환자는 죄인에 가까운 취급을 했었다고 한다.
　그러나 생각하기에 따라서는 성병에 걸릴만한 행동은 많은 사람이 하고 있으며 그 중 극히 일부의 운 나쁜 사람 몇 명만이 이 병에 걸리게 되므로 그런 행위를 한 사람을 모두 똑같이 취급한다면 얘기가 다르지만 운 나쁘게 성병에 걸린 사람만을 특별 취급하는 것은 이치에 맞지 않는다는 얘기도 일리가 있을 것이다.
　그 문제는 어쨌든 이와 같이 꺼려지고 있는 병이 그 병원체에서 옮기는 과정까지 확실히 알고 있으면서도 좋은 치료법도 있는데 왜 아직껏 없어지지 않는 것일까?
　그것은 개체 보존에 필요한 식욕과 마찬가지로 종족 보존상 없어서는 안 되는 성욕과 직접 얽혀 있다는 점이 그 주된 요인이겠다.

또한 한가지 이 병은 옛날부터 성 문제와 함께 '남이 알까봐 일시적인 모면책으로 숨긴다'는 생각으로 오직 숨기기만 해 와서 성병에 관한 지식이 일반 사람들에게 널리 알려지지 않았다는 점도 크게 관계하고 있다고 생각된다.

우리들을 찾아오는 환자 중에는 이 세상에 성병이라는 병이 있다는 사실조차 모르는 사람도 있고, 그 정도는 아니더라도 육체를 파는 일을 직업으로 갖고 있는 여성과의 성교에 의해서만 걸리는 것이라고 생각하고 있는 사람도 상당히 많이 볼 수 있다.

일전에도 병원에 진찰을 받으러 온 임병 환자에게 의사가 그 감염이 될 만한 기회가 언제 있었는지를 상당히 강력하게 물었지만 그 사람은 완강히 없다고 부인하기 때문에 그렇다면 아무나 괜찮으니까 여자와 육체 관계는 없었냐고 물었더니 그것은 있었다는 것이다.

몇일인가 전에 연인과 관계를 가졌다는 대답을 들은 적이 있었다.

그 사람은 그 사람의 연인이 청결하리라 믿고 의심하지 않았기 때문일지도 모르지만 그 때의 이야기를 주고 받는 상황으로 생각해 보면 아무래도 그 사람의 성병에 대한 생각, 특히 그 전염 경로에 대한 생각이 잘못되어 있었다고 생각된다.

매춘방지법 시행 이후 어떻게 해서 성병의 만연을 방지하느냐하는 점도 현재 큰 문제이다.

6·25 이후 한때 급격히 늘어났던 성병은 60년대 초부터 줄어들기 시작해서 그 후 격감하여 절멸하는가 싶었는데 60년대

의 후반부터 다시 증가하기 시작하여 이것은 전세계적인 경향으로 특히 구미에서는 이 경향이 현저하게 나타났다.

그 원인 중 하나로 10대의 성도덕의 문란을 들고 있다.

그런 이유로 성병의 방지는 이전보다 한층 그 중요성이 더해지고 이런 의미에서도 이 병의 지식이 널리 알려진다는 것이 특히 중요해지게 되었다.

이 책을 펴내는 목적은 바로 범국민적인 성병 지식의 보급을 통해 미연에 성병을 예방하고, 나아가 성병에 걸린 사람들도 서둘러 고민의 늪으로부터 탈출할 수 있는 완쾌 방법을 잘 알고 치료할 수 있는 지름길을 제공하고자 함이다.

건전한 국민 생활에 적잖은 도움이 될 수 있으리라 믿는다.

성병 예방과 치료법
차 례

□머리말/ 부끄러워하지 말고 적극적으로 대처하자 ……………… 7

제1장 / 성병(性病)이란 무엇인가

성병(性病)에 대하여 …………………………………………………… 18

제 2 장 / 성기(性器)에 대한 지식

성기(性器)의 구조와 그 작용 ………………………………………… 22
남성(男性)의 성기(性器)에 대하여 ………………………………… 24
 □ 음경(陰莖) ……………………………………………………… 24
 □ 음낭(陰囊) ……………………………………………………… 25
 □ 요도(尿道) ……………………………………………………… 26
 □ 고환(睾丸) ……………………………………………………… 27
 □ 부고환(副睾丸) ………………………………………………… 28
 □ 정관(精管) ……………………………………………………… 28
 □ 정낭선(精囊腺) ………………………………………………… 29
 □ 전립선(前立腺) ………………………………………………… 29
 □ 정충(精虫 ; 精子) ……………………………………………… 30
 □ 수정(受精)의 생리 …………………………………………… 31
여성(女性)의 성기(性器)에 대하여 ………………………………… 33

□ 음문(陰門) ·· 33
  □ 요도(尿道) ·· 34
  □ 질(膣) ·· 34
  □ 난소(卵巢) ·· 34
  □ 난관(卵關) ·· 35
  □ 자궁(子宮) ·· 36
 성병(性病)에 걸리는 몸의 부위(部位) ······························ 37

제3장 / 성병(性病)의 역사

매독(梅毒)에 대하여 ·· 40
임병(淋病)에 대하여 ·· 43
연성하감(軟性下疳)에 대하여 ·· 45
제4성병(第四性病)에 대하여 ·· 46

제4장 / 성병(性病)의 용어(用語)

매독(梅毒)의 어원에 대하여 ·· 50
임병(淋病)의 어원에 대하여 ·· 52
연성하감(軟性下疳)의 어원에 대하여 ······························ 54
제4성병(第四性病)의 어원에 대하여 ································ 55
가래톳의 어원(語源)에 대하여 ·· 50

제5장 / 성병(性病)의 병원체(病原體)

성병(性病)의 병원체(病原體)에 대하여 ··························· 58

매독(梅毒)의 병원체(病原體)에 대하여 ····································· 59
임병(淋病)의 병원체(病原體)에 대하여 ····································· 62
연성하감(軟性下疳)의 병원체(病原體)에 대하여 ························ 64
제4성병(第四性病)의 병원체(病原體)에 대하여 ························· 65

제6장 / 성병의 감염 경로(感染經路)

매독(梅毒)의 감염 경로(感染經路) ·· 68
   □ 수혈 매독 사건(輸血梅毒事件) ·· 70
임병(淋病)의 감염 경로(感染經路) ·· 75
연성하감(軟性下疳)의 감염 경로(感染經路) ······························· 77
제4성병(第四性病)의 감염 경로(感染經路) ································ 78
성병(性病)의 잠복기(潛伏期) ··· 79

제7장 / 매독(梅毒)의 증상과 치료법

매독(梅毒)의 증상(症狀)에 대하여 ·· 82
   □ 제1기 ·· 82
   □ 제2기 ·· 84
   □ 제3·4기 ·· 86
매독(梅毒)의 진단(診斷) ··· 88
혈청 매독 반응 검사(血淸梅毒反應檢査) ·································· 89
매독(梅毒)의 치료법(治療法) ··· 91
항요성 매독(抗療性梅毒)과 치료 대책 ······································ 96
선천매독(先天梅毒)과 치료 대책 ··· 100

□ 선천매독(先天梅毒)의 증상 ·· *102*
□ 선천매독(先天梅毒)의 진단 ·· *103*
□ 선천매독(先天梅毒)의 감염 ·· *103*
임산부 매독(姙産婦梅毒)과 치료 대책 ·· *106*
□ 수유(授乳)의 문제 ·· *107*

제8장 / 임병(淋病)의 증상과 치료법

임병(淋病)의 증상(症狀)에 대하여 ··· *110*
□ 남성(임균성 요도염)의 경우 ··· *110*
□ 여성의 경우 ·· *112*
임병(淋病)의 진단(診斷) ·· *115*
임병(淋病)과 비슷한 병 ·· *118*
임병(淋病)의 치료 대책 ·· *120*
임병 공포증(淋病恐怖症)에 대하여 ·· *125*
□ 몽정(夢精)과 유정(遺精) ·· *126*
비임균성 요도염(非淋菌性尿道炎)에 대하여 ······································ *130*
비요도염(非尿道炎)과 바르톨린선염(腺炎)에 대하여 ·························· *133*
부고환염(副睾丸炎)에 대하여 ·· *134*
농루안(膿漏眼 ; 풍안·임균성 결막염)에 대하여 ······························· *136*
요도협착(尿道狹窄)에 대하여 ·· *137*
불임증(不姙症)과 자궁외 임신(子宮外姙娠)에 대하여 ·························· *139*

제9장 / 연성하감(軟性下疳)과 제4성병(第四性病)의 증상과 치료법

연성하감(軟性下疳)의 증상과 치료 대책 *142*

제4성병(第四性病)의 증상과 치료 대책 *144*

제10장 / 성병(性病)의 실태

성병(性病)은 얼마나 퍼져 있는가 *148*

제11장 / 성병(性病)의 예방 대책

성병(性病)은 박멸(撲滅)할 수 있는가 *152*
성병(性病)은 박멸하기 어렵다 *154*
   □ 성병과 사회적 환경의 영향 *155*
매음(賣淫)과 성병(性病)의 예방 *158*
성교육(性敎育)과 성병 지식의 보급이 시급하다 *162*
건강진단(健康診斷)과 성병 예방 *167*
성병 예방에 필요한 사회적 시설 *168*
성병 예방에 대한 정부의 방침 *170*
   □ 법의 목적 및 내용 *170*
   □ 시설의 운영 *171*
   □ 여성 복지 상담원의 역할 *172*
   □ 비용 *173*
   □ 벌칙 *173*
개인적인 예방 대책 *175*
   □ 음주(飮酒)의 해(害) *175*
   □ 포경(包莖)과 성병(性病) *176*
   □ 성교시(性交時)의 처치 *178*

제12장/성(性)과 관계가 있는 병(病)

포경(包莖)에 대하여 …………………………………… 182
귀두염, 포피염, 귀두포피염에 대하여 ………………… 184
첨규(尖圭) 콘지롬에 대하여 …………………………… 185
음경암(陰莖癌) 콘지롬에 대하여………………………… 186
음경결핵진(陰莖結核疹)에 대하여 ……………………… 188
음부 포진(陰部疱疹)에 대하여 ………………………… 189
음경형성성경결(陰莖形成性硬結 ; 페이로니병)에 대하여……… 190
음경(陰莖)의 손상(損傷)에 대하여 …………………… 191
옴(疥癬)에 대하여 ……………………………………… 192
음부(陰部)에 생기는 피부병에 대하여 ………………… 194
지속발기증(持續勃起症 ; 프리아피즘)에 대하여 ……… 195
정류고환(停留睾丸 ; 잠복고환)에 대하여 ……………… 200
요도하열(尿道下裂)에 대하여 ………………………… 202
반음양(半陰陽)에 대하여………………………………… 203
남성 불임증(男性不姙症)에 대하여 …………………… 206
여성 불임증(女性不姙症)에 대하여 …………………… 209
 □ 여성 불임증의 치료법 ……………………………… 210
인공 수정(人工受精)에 대하여 ………………………… 212
피임 수술(避姙手術)에 대하여 ………………………… 213
음경 단소(陰莖短小)에 대하여 ………………………… 215
유환관증(類宦官症)에 대하여 ………………………… 221
성적(性的) 노이로제에 대하여 ………………………… 223
 □ 조루(早漏) …………………………………………… 223

□ 발기부전(勃起不全) ……………………………………… *224*
여성의 불감증(不感症 ; 냉감증)에 대하여……………………… *228*
갱년기 장애(更年期障礙)에 대하여 ………………………… *230*

제 1 장

성병(性病)이란 무엇인가

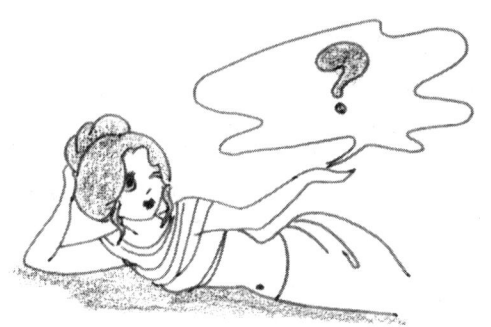

성병(性病)에 대하여

　성병이란 한 마디로 말하면 '남녀 간의 성행위에 의해 전염하는 병'이라고 할 수 있겠지만 사실 이 정의는 매우 애매하고 불충분하다.
　우선 남녀 간이라는 말인데 반드시 그렇지는 않아서 남자끼리 또는 여자끼리의 동성애의 경우도 포함되고, 성행위라는 중에는 성교 이외에 키스, 유방을 빠는 등, 그 외 여러 가지 행위가 있는데 종래의 사고 방식으로는 매독(梅毒), 임병(淋病), 연성하감(軟性下疳), 제4성병(第四性病), 이 4가지의 성병에만 한정되어 있었다.
　따라서 성행위의 일부로서 남성에게 유방을 깨물려서 일어난 포도구균에 의한 염증이나 키스로 인해 일어난 입 속의 감염증 등은 여기에 포함되지 않는다.
　한편 성교 때 앞에서 언급한 4가지 병원체 이외의 것에 의해서 옮는 병, 예를 들면 질트리코모나스성 요도염 등의 경우도 성병으로서 취급해도 좋다.

더구나 동침할 때 작은 벌레에 의해 옮는 '개선'이라는 가려운 피부병 등도 최근 미국에서는 모두 일괄해서 성적 전달병(sexually transmitted disease ; STD)로서 취급되고 있다.

성병은 화류병이라고도 하는데 이 말의 어원은 반류절화(攀柳折花)라는 말에 있다고도 하며 또는 환락가나 화류계(花柳界)라는 말에서 직접 생겼다는 고증도 이루어지고 있지만 어쨌든 그런 곳에서 전염되어 오는 병이라고 할 수 있으니까 오해를 불러일으키는 원인이 되어 별로 좋은 말은 아닌 것 같다.

성병(性病)이라는 말은 독일어의 Geschlechts krankheit를 번역한 말이겠지만 구미에서는 일반적으로 라틴어의 Morbus venereum(비너스의 병)을 각국어로 번역한 말이 사용되고 있으며 영어에서는 venereal disease(줄여서 V.D.), 독어에서는 Benerische Krankheit(Venerisches Leiden), 불어에서는 maladie vénérienne로 사용되고 있다.

또한 독어로 Venusblüte라고 하면 매독성발진이라는 의미로 같은 비너스라는 글자를 사용해도 조금 의미가 좁아지고 있다.

더구나 이탈리아어로 Venero, 불어로 Vénérien이라고 하면 '성교'라는 의미가 되고 로마 신화의 미(美)와 사랑과 청춘과 소원의 여신 비너스(그리스 신화의 Aphrodite에 해당한다)도 성병 혹은 성(性)의 상징으로까지 하락해 버렸다.

성병에는 앞에 말했듯이 매독(梅毒), 임병(淋病), 연성하감(軟性下疳), 제4성병(第四性病 ; 별명 서혜림프육아종증)의 4가지가 있지만 그 성병 중 제4성병은 현재는 거의 절멸하고 있어 우리들도 십수 년 동안 전혀 볼 기회가 없었다.

연성하감도 매우 수가 줄어들어 거의 완전히 없어졌다고 해도 좋을 정도이다. 가까운 장래에 이것도 절멸하게 되리라고 생각된다.

이런 이유로 현재 성병이라고 하면 매독(梅毒)과 임병(淋病)이라고 생각해도 거의 틀림없다. 그러나 임균(淋菌)에 의하지 않는 요도염(비임균성 요도염 ; 非淋菌性尿道炎) 중에는 성교에 의해 옮는 것도 있다.

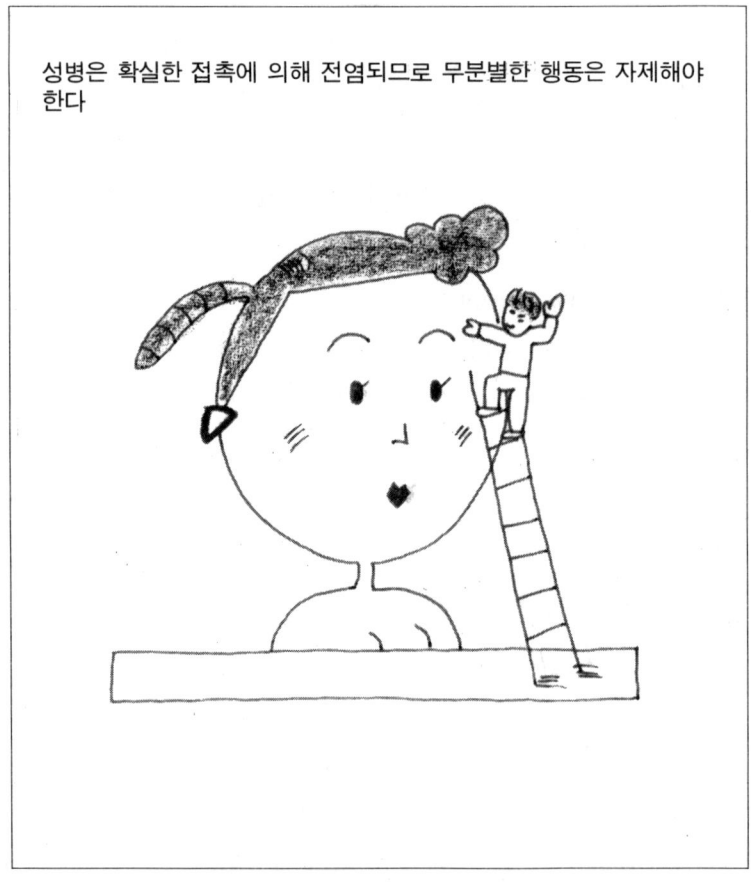

성병은 확실한 접촉에 의해 전염되므로 무분별한 행동은 자제해야 한다

제 2 장

성기(性器)에 대한 지식

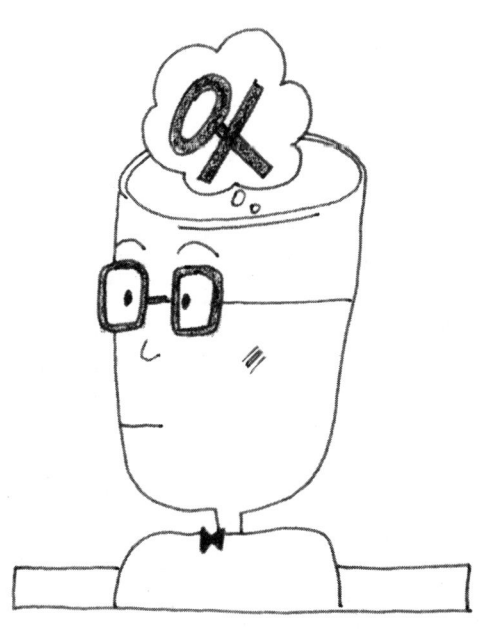

성기(性器)의 구조와 그 작용

앞에 이야기했듯이 성병은 주로 성기에 발생하는 병이기 때문에 이것을 이해하기 위해서는 성기(性器)의 구조는 어떻게 되어 있는지 그곳이 잘못되면 어떤 고장이 일어나는지를 알 필요가 있다.

그러기 위해서는 더욱이 성기에는 어떤 작용이 있는지도 알고 있어야 한다.

성기(性器)에는 남성의 것과 여성의 것이 각기 다른데, 성(性)이 다르면 그 작용도 각기 달라 서로 신비의 베일에 싸인 듯 알기 힘든 것이 바로 남(男)과 여(女)의 성기(性器)가 아닌가 한다.

남성과 여성은 서로 부부가 아닌 이상 상대의 성기를 접할 기회가 없고, 또한 부부 사이에도 성기에 관한 한 프라이버시가 있어서 구체적으로 대하거나 성기에 관한 주제를 화제(話題)로 삼아 허심탄회하게 이야기를 나누기가 쉽지 않다.

이러한 연유로 그리 큰 병(?)도 아닌 것을 못내 쉬쉬하며 감추다가 결국에는 죽을 병으로 키워 놓은 다음에야 후회 막급인 경우가 많다.

어쨌든 이제는 남자도 여성의 성기를 알아야 하고 여자도 남성의 성기에 대한 지식을 가지고 있지 않으면 안 된다.

'나를 알고 적을 알면 백전백승'이라는 병가의 교훈은 남녀 간의 문제에 있어서도 상통한다.

성기에 대한 구조와 작용을 정확하게 이해하고 있으면 '자신도 모르게 걸려 버리는' 성병(性病)에 대한 공포로부터 얼마쯤은 해방될 수도 있을 것이다.

아무튼 남성과 여성의 성기를 이해하고 그 구조와 작용에 대한 지식을 갖는다는 것은 성병(性病)의 예방과 치료에 있어서도 매우 중요한 일이다.

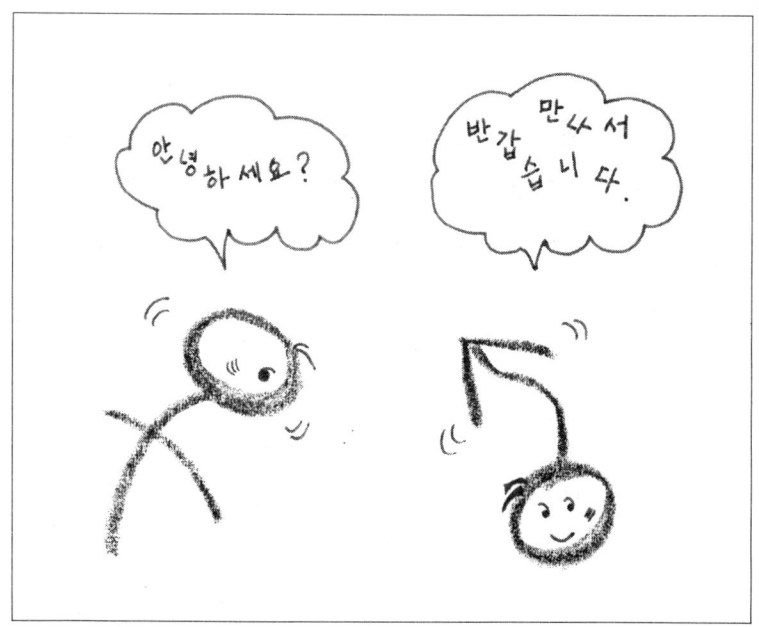

남성(男性)의 성기(性器)에 대하여

□ 음경(陰莖)

이 속을 요도(尿道)가 관통하고 있어 배뇨(排尿)와 사정(射精)과 성교(性交)의 3가지 작용이 있음은 이미 알고 있는 바와 같다.

그 제일 끝에는 요도가 열려 있어 여기를 외요도구(外尿道口)라고 하며 음경의 끝부분을 귀두, 귀두 뿌리의 잘록해져 있는 곳을 관상구(冠狀溝)라고 한다.

귀두를 감싸고 있는 껍질을 포피라고 해서 어릴 때는 포피가 귀두를 완전히 감싸고 있지만 20살을 넘을 무렵이 되면 귀두가 노출되는 것이 보통으로 어릴 때 그대로인 것을 포경(包莖)이라고 한다.

포피가 음경에 붙어 있는 부분 중 음경 후면에 해당하는 부분을 계대부(繫帶部)라고 해서 이곳이 성감(性感)이 가장 예민한 부분이다.

피부 밑에는 강한 막이 있어 해면체(海綿體)라는 것을 에워 싸고 있다.

이 해면체라는 것은 그 이름대로 해면과 같은 것으로 보통 때는 오그라들어서 작아져 있지만 발기 때는 혈액으로 가득해져서 팽창(膨脹)하여 딱딱해진다.

이 때 동시에 음경의 뿌리에 붙어 있는 근막이 긴장해서 음경을 들어올리도록 작용하기 때문에 소위 발기(勃起)했다는 상태가 된다.

음경의 크기는 사람에 따라 상당한 차이가 있어 6.0cm에서 11.3cm 정도의 크기이며 평균은 7.9cm이다.

같은 통계에서 발기시의 팽창률도 계측되고 있어 그것에 따르면 15명 평균의 소수의 예이지만 길이는 1.39, 굵기는 1.47, 용적은 3.0이라는 결과가 나왔다. 즉, 발기하면 길이와 굵기는 약 1배반, 용적은 3배가 된다는 것이다.

□ **음낭(陰囊)**

음낭 속에는 고환(睾丸)이 있다는 사실은 누구나 알고 있겠지만 음낭은 고환의 온도 조절을 한다는 중요한 역할을 갖고 있다는 사실을 아는 사람은 적을 것이다.

고환 속에서는 정충(精虫)이 만들어지고 있는데 이것은 몸 속에서는 온도가 너무 높아서 사정이 나쁘기 때문에 몸 밖에서 음낭 속에 들어가 있다.

그래서 음낭은 온도가 너무 낮으면 피부가 오그라들어 표면적을 줄여서 열의 방산을 막고, 높아지면 늘어나서 표면적을

넓혀 열을 방산시킨다는 일종의 라디에이터(radiator) 역할을 하고 있다.

　인간의 몸 중에서 중요한 것은 모두 안쪽에 소중히 들어가 있어 예를 들면 하수체(뇌하수체) 등은 머리 중심에 있고, 부신(副腎)은 늑골(肋骨)로 둘러싸인 몸통 중앙에 있다.

　이것들은 몸의 모든 기능을 조절하는 중요한 호르몬을 분비하고 있는 것임은 알고 있으리라.

　그것 못지않게 중요한 고환이 몸 밖에서 흔들거리고 있는 이유를 이상의 설명으로 알 수 있겠지만 이러한 현상은 정말로 신의 조화(造化)의 묘(妙)라고 해야 할 것이다.

□ 요도(尿道)

　요도는 외요도구(外尿道口)에서 음경의 후면을 관통하여 몸 안쪽으로 들어가서 방광(膀胱)으로 이어지고 있다.

　방광과의 경계에 내괄약근(內括約筋), 거기에서 수 cm 떨어진 곳에 외괄약근이라는 근육으로 둘러싸여 있어, 이 두 개의 근육이 소변을 내보내거나 멈추거나 하는 역할을 하고 있다.

　외요도구부터 외괄약근까지의 사이를 전부요도(前部尿道), 내외양괄약근 사이를 후부요도(後部尿道)라고 이름붙여서 전부 20cm가 채 안되는 길이이다.

　요도의 벽 속에는 많은 분비선(分泌腺)이 있어 여기에서 투명한, 끈적끈적해서 실처럼 늘어지는 액이 항상 조금씩 분비되고 있어 요도에 습기를 주고 성감이 높아지면 이 분비가 왕성해져서 밖으로 샐 정도가 된다고 느끼는 사람도 있을 것이다.

□ 고환(睾丸)

고환이라는 것은 원래 배속의 위쪽에서 만들어지지만 태아(胎兒)가 성장함에 따라서 밑으로 내려와 태어날 무렵에는 음낭 속에 들어간다.

이것이 여러 가지의 고장 때문에 완전히 내려가지 못하는 경우를 정류고환(停留睾丸)이라고 한다.

이 크기는 대개 장경(長徑)이 3cm, 폭과 두께가 2cm 정도, 무게는 약 10g으로, 표면은 백막(白膜)이라는 강한 막으로 덮혀 있고 그 내부는 무수한 정세관(精細管)이라는 매우 가는 구부러진 관과 그것을 떠받치는 간질조직(間質組織)으로 되어 있다.

이 정세관의 내면 세포가 점점 변화해서 정충이 만들어지고, 생긴 정충은 그 가는 관 속을 지나 부고환(副睾丸) 쪽으로 나아간다.

또한 간질조직 속에서는 남성 호르몬이 만들어져 그 자리에서 혈액 속으로 들어가 항상 전신을 돌고 있어 남성을 소위 남자답게 하도록 작용하고 있다.

더구나 남성 호르몬은 소량이지만 부신에서도 분비되어 혈액 속에 들어가 있으며 이것은 여성도 마찬가지이다.

한편 남성의 혈액 속에도 여성 호르몬이 조금은 있는데 이것은 어디에서 만들어지고 있는지 아직 잘 모르고 있다.

정세관(精細管)의 기저세포(基低細胞)가 아닐까 추측하는 학자도 있다.

즉, 남성이나 여성이나 그 양적 밸런스는 다르지만 그 혈액

중에 남녀 양성의 호르몬이 있다고 한다.

□ 부고환(副睾丸)

이것은 고환의 후측면(後側面)에 기댄 것 같은 상태로 붙어 있는 아이 손가락 정도의 것으로 그 속에 매우 가는 관이 구부러져 있고 그 관 속을 정충이 통과한다.

더구나 부고환은 단지 정충의 통로인 이외에 글리코겐을 분비해서 정충에게 영양을 준다는 설을 세우고 있는 사람도 있다.

어쨌든 약 5m에 걸쳐서 구불구불 구부러진 긴 길을 정충이 통과하도록 되어 있는 것은 단순한 정충의 통로로서는 이상한 모양으로 그 사이 정충에게 어떤 활력을 주는 작용이 있음은 확실한 듯하다.

□ 정관(精管)

이것은 부고환에 이어지는 가늘고(직경 3mm 정도) 흰 오독오독한 관으로 음낭 내에서 상승하여 이것을 나와 서혜부(鼠蹊部)를 통과해서 골반뼈의 내면을 크게 한 바퀴 돌고 방광 뒤로 와서 정낭선(精囊腺)에서 나오는 관과 합쳐져 요도로 열려 있으며, 그 길이는 약 32cm이다.

이 관은 한결같이 정충의 통로라고 하는 역할만 하고 있다.

이것을 양쪽 모두 절단하면 정충이 나오지 않게 되어 아이를 절대로 만들 수 없게 되므로 아이를 원하지 않을 경우에는 남편에게 이 수술을 받게 하는 것이 한 방법이다.

□ 정낭선(精囊腺)

이것은 몸 안쪽에 방광과 직장 사이에 있다.

크기는 3×1.5×0.9cm 정도, 무게 약 2g 정도의 선(腺)으로 그 배출구는 정관과 합쳐져서 사정관(射精管)이 되어 후부요도로 열려 있다.

이전에는 여기는 정충을 한때 저장해 두는 곳이라고 생각되어 그 이름도 정낭이라고 했었지만 실제는 정충의 저류소(貯留所)가 아니라 정충의 영양이 되는 과당, 그 밖의 것을 분비하는 것이 그 주요 작용이라는 사실을 알고나서 그 이름도 정낭선이라고 고쳐졌다.

□ 전립선(前立腺)

이것은 이전은 섭호선(攝護腺)이라고 해서 정낭선에 밀접해 있고 후부요도를 둘러싸고 있으며 역시 방광과 직장 사이에 위치한다.

그 모양은 밤알과 비슷하고 크기도 대강 그 정도로 10~15g의 것이다.

여기에서는 우유와 같은 액이 분비되고 역시 이것은 정충의 영양이 된다.

양적으로 말해서 정액의 주요한 성분이 되고 있으며 사정 때에 직접 후부요도에 배출된다.

□ 정충(精虫 ; 精子)

정액이라는 것은 정충은 물론 거기에 정낭선과 전립선의 분비액이 더해진 것으로 되어 있고, 1회의 양은 2~5ml 정도이다.

그 목적으로 말하면 정충이 주요한 것이지만 양적으로 말하면 정충이 차지하는 부분은 극히 적은(약 10%) 것으로 대부분은 그 영양소가 되고 있는 전립선에서 분비되는 우유와 같은 액과 정낭선에서 분비되는 포동포동한 한천과 같은 것이 차지하고 있다.

더구나 이것이 밖으로 나갈 때까지의 동안에 소량의 요도로부터의 분비액이 더해진다.

정충은 벌레라고 불리는데 달걀 모양의 머리(4μ전후)와 긴 꼬리(약 50μ)로 되어 있다.

마치 올챙이와 같은 모양을 하고 있어 그 꼬리를 흔들면서 정액 속을 활발히 헤엄쳐 다닌다.

한 번의 정액 속에 2~3억 개나 있는 것이 보통이지만 그 전에 정액을 내보냈을 때부터 어느 정도 시일이 지나 있느냐로 그 수는 매우 다르다.

따라서 이 검사를 할 때는 한 번 정액을 내보낸 후 4~5일 이상 지나고나서가 아니면 정확하지 않다.

정액을 검사하기 위해서는 수음(手淫)으로 유리병 속에 받아서 가능한 한 빨리 검사할 필요가 있고, 이것이 2~3시간 이상 늦어지면 그 운동이 약해진다.

더구나 성교에 의해 콘돔 속에 받은 것은 정충의 운동이 빠르지 않게 되어 버리기 때문에(주로 고무에 붙어 있는 가루 때문에) 수(數)의 검사 등은 할 수 있지만 운동성을 조사하는 데는 부적당하다.

검사 항목은 보통 양, 색깔, 정충의 운동성과 그 수 및 형태 등이지만 특별한 경우로서 과당(果糖)의 양을 재면 정낭선 작용의 여부를 알 수 있고, 또한 산(酸)포스파타아제라는 것을 재면 전립선 작용의 이상의 유무를 알 수 있다.

□ 수정(受精)의 생리

알이 정충을 받아서(수정해서) 양 자(兩者)가 결합하면 수태(受胎)라는 것이 성립하는데 여기에는 다음 순서를 밟아야 한다.

이것은 질 내에 정액이 사출(射出)되는 것부터 시작된다.

질 내에서 정자가 살고 있는 기간은 2~3일로 그 정자는 자신의 운동과 자궁 수축으로 인한 빨아들이는 힘으로 그 1% 이하의 것이 자궁 속으로 전진하고 더욱이 거기에서 다시 난관 속으로 전진해 가는데 그 수는 자궁 내에 들어간 것의 1% 이하로 결국 수백 개 정도가 된다.

그 중의 단 1개의 정충이 난소에서 나와 난관 속에 와 있는 알과 결합하는 것으로, 몇 억이라는 정충 중의 가장 힘이 있는 것이 이 영관(榮冠)을 쟁취하는 것이다. 즉, 인간은 태어나기 전부터 맹렬한 생존경쟁을 하고 있다.

이렇기 때문에 정충 수가 적으면, 또 그 운동하는 힘이 약하며 아이가 생기기 어렵게 된다.

자궁 내에 들어온 후의 정충의 운동 속도는 1분 간에 약 1mm가 되기 때문에 자궁구부터 난관구까지의 거리 120mm를 전진하는 데에는 2시간을 필요로 해서 이 동안에 정충끼리의 맹렬한 경주가 이루어진다.

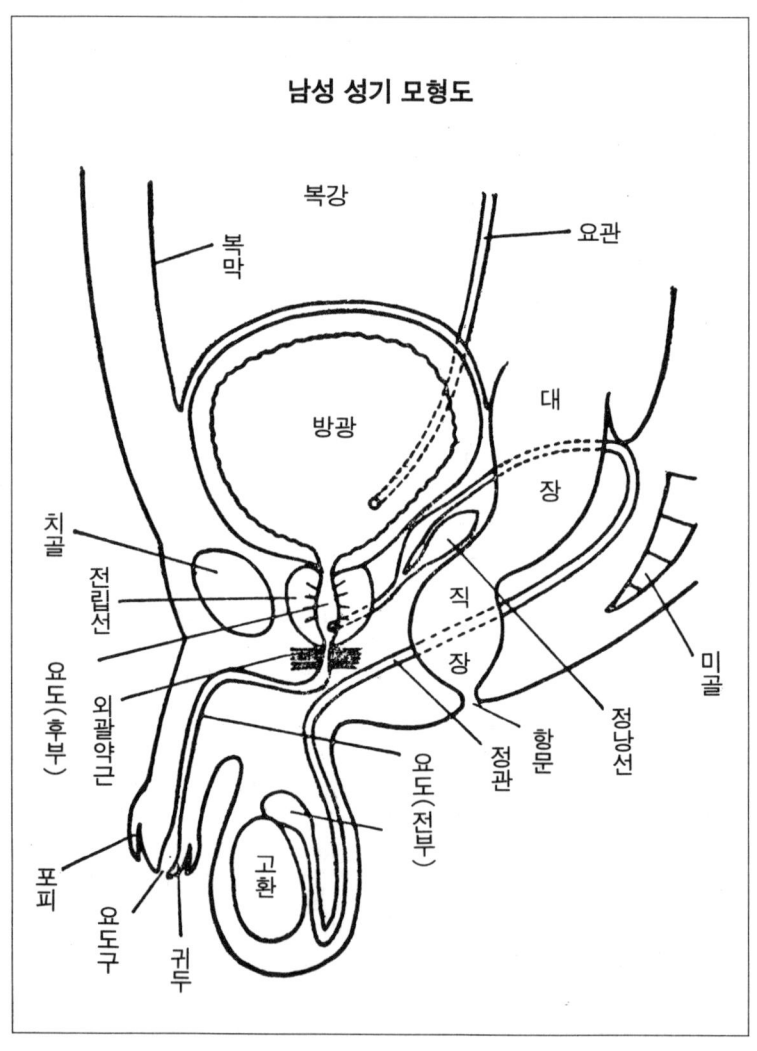

여성의 성기(性器)에 대하여

□ 음문(陰門)

이것은 소위 음부(陰部)로 대음순(大陰脣)으로 둘러싸여 있다.

대음순은 남성의 음낭에 해당하는 부분이지만 음낭과 달리 좌우 2개로 나뉘고 그 사이에 외요도구(外尿道口)와 질구(膣口)를 둘러싸고 있다.

이 속에는 분비선이 있어서 그 부근을 적당히 축여 두도록 분비액을 내보내고 있다.

대음순의 안쪽으로 질을 둘러싸고 소음순(小陰脣)이 있지만 그다지 확실하게는 모른다.

양쪽의 대음순이 요도 위쪽에서 합쳐지는 곳에 음핵(陰核)이라는 것이 있어 이것은 남성의 음경(陰莖)에 해당하는 것으로 성감을 강하게 느끼는 부분이다.

더구나 외요도구와 질을 둘러싸는 부분을 질전정(膣前庭)이라고 한다.

□ 요도(尿道)

남성과 달리 그 길이가 짧아 5~6cm의 정도로 선 위치에서 바로 밑을 향하는 방향으로 달리고 있다.

□ 질(膣)

위쪽은 자궁 끝(자궁질부 ; 子宮膣部)을 둘러싸고 넓게 되어 있으며 아래쪽은 질구가 되어 질전정에 있어서 요도구와 항문 사이에서 열려 있고 속의 벽에는 많은 주름이 있다.

□ 난소(卵巢)

남성의 고환(睾丸)에 해당하는 것으로 고환과 합쳐서 성선(性腺), 혹은 정소(精巢)라고 불리고 있다.

이것은 배 속 아래쪽의 뒤쪽에 좌우 1개씩 1쌍으로 되어 있고, 크기는 엄지 손가락의 머리 정도이다.

여기에서 1개월 채 안 되는 동안에 1개씩 알이 만들어지고 또 여성을 여자답게 하고 여성의 성 작용을 담당하는 여성 호르몬과 월경(月經)이나 임신을 지배하고 있는 황체 호르몬이 분비되고 있다.

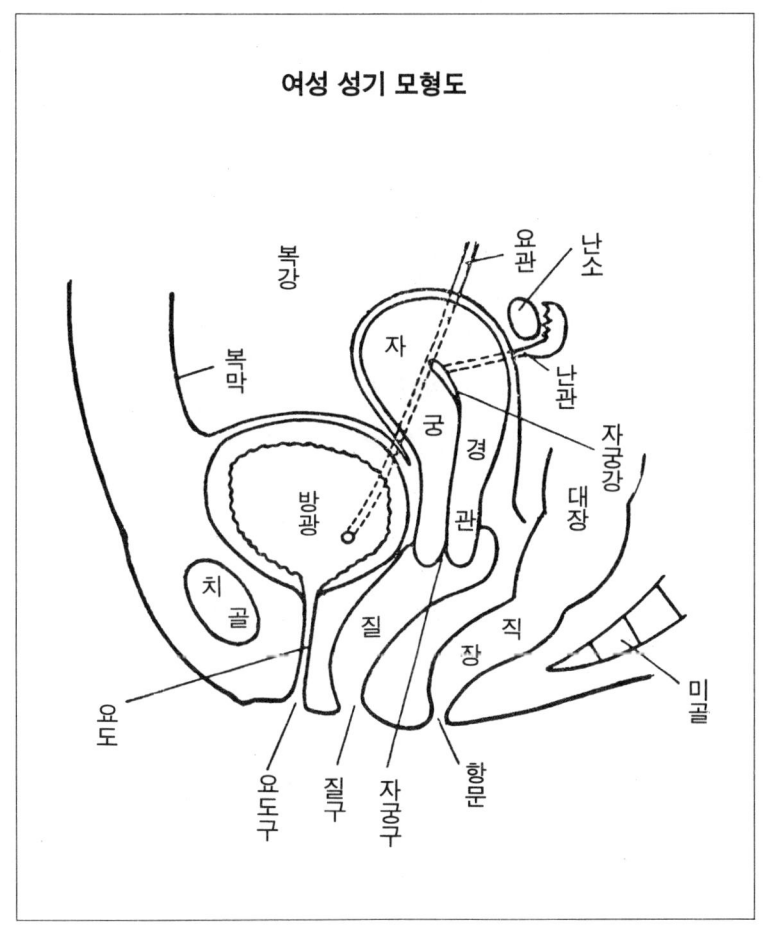

□ **난관(卵關)**

이것은 수 cm의 짧은 관으로 난소(卵巢)와 자궁(子宮) 사이를 연결하고 있으며 난소에서 나온 알을 그 끝에서 붙잡아 자궁으로 운반하는 역할을 하고 있다.

□ 자궁(子宮)

 동체(胴體)의 중앙부위로 방광과 직장(直場) 사이에 있으며, 아이의 주먹 정도의 크기로 속에 틈(자궁강;子宮腔)이 있고 그 끝은 자궁경관(子宮頸管)이 되어 질로 열려 있다.
 임신을 하면 즉, 정충이 질 — 자궁 — 난관이라는 경로로 위로 올라가서 난관 속에서 알과 합쳐지면 그것이 다시 난관을 통해 내려와서 자궁강에 이르고 그 벽에 붙어서 태아가 되어 자라는 사실을 여러분도 알고 있을 것이다.

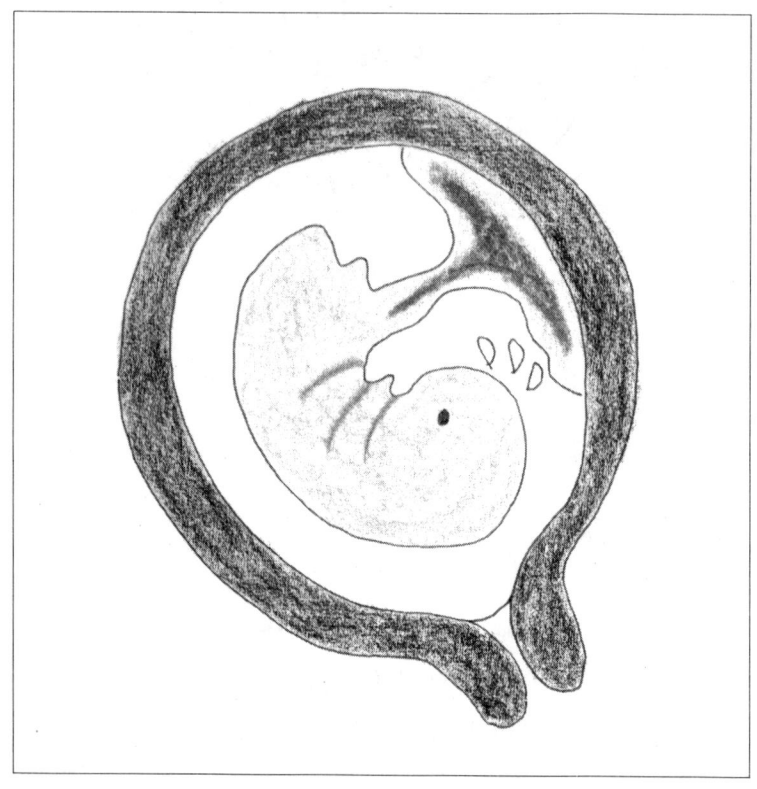

성병(性病)에 걸리는 몸의 부위(部位)

　성기(性器)는 이와 같이 되어 있지만 이들 중 성병(性病)에 걸리는 장소는 다음과 같다.
　매독(梅毒)과 연성하감(軟性下疳)은 생기는 부위가 같아서 남성의 경우는 귀두, 관상구(冠狀溝;특히 뒤쪽의 중앙), 포피(包皮) 등이 주이고, 그 외 음경 및 그 뿌리 부근에도 생기는 경우가 있고, 여성은 질전정 및 질 입구가 주이고, 그 부근에도 생기는 경우가 있다.
　임병(淋病)은 남성의 경우 한결같이 요도(尿道;특히 그 출구에 가까운 쪽), 여성의 경우는 요도와 자궁(특히 그 경관부)이고, 좀더 안쪽까지 진행한 경우는 남성은 부고환(副睾丸), 정관(精管), 전립선(前立腺), 정낭선(精囊腺;고환은 침범당하지 않는다)까지, 여성은 난관(難關;난소는 침범당하지 않는다)까지 침범당하는 경우가 있다.
　제4성병(第四性病)은 매독(梅毒)이나 연성하감(軟性下疳)과 같은 장소에 작은 물집과 같은 것이 생기는 경우가 있지만 보통 이것은 깨닫지 못하고 지나쳐 버려서 양쪽 넓적다리 죽지의 림프선이 부어야 비로소 이것임을 알 수 있다.

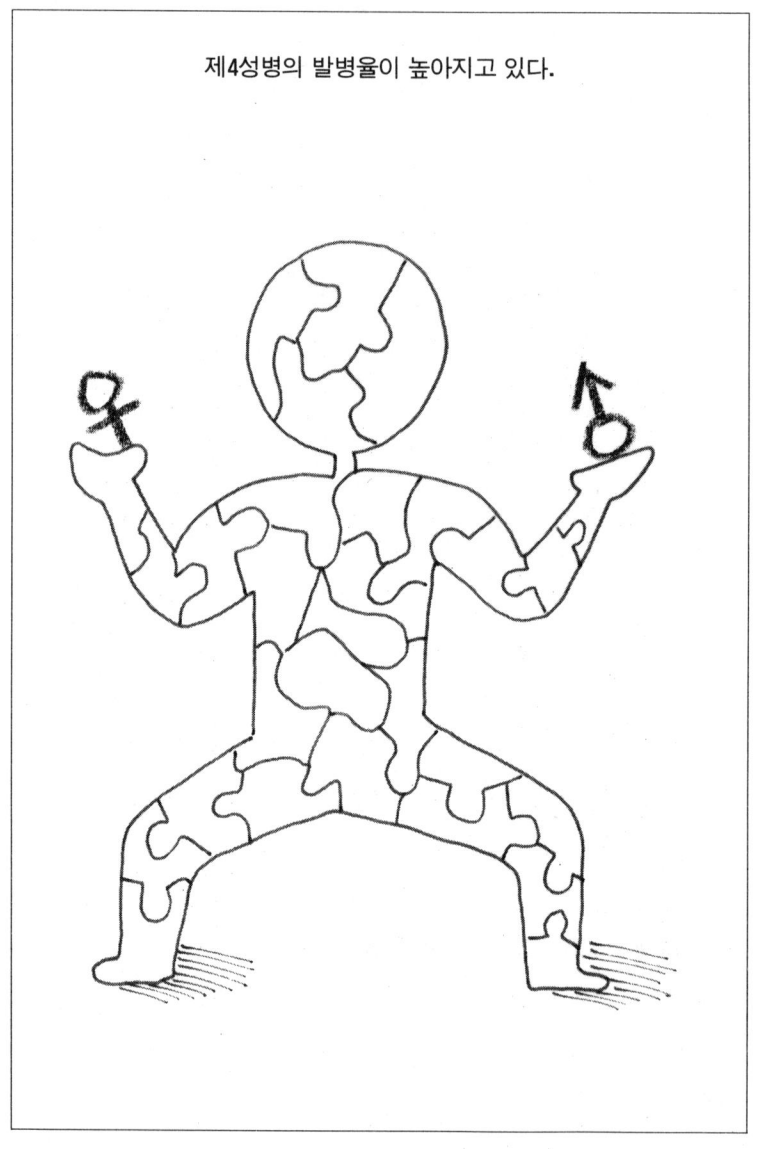

제4성병의 발병율이 높아지고 있다.

제 3 장

성병(性病)의 역사

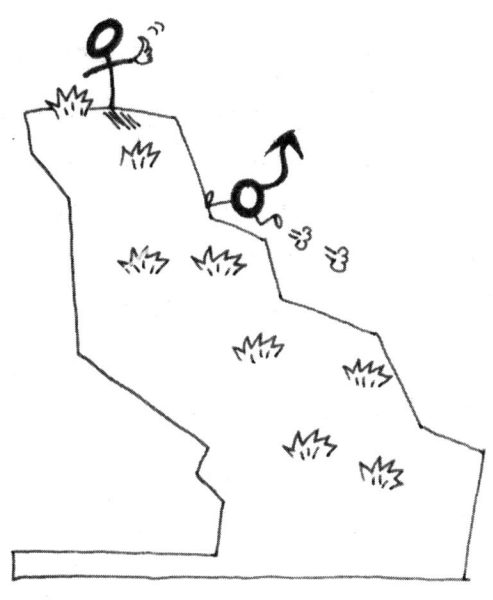

매독(梅毒)에 대하여

　매독(梅毒)의 기원에는 2가지의 설이 있다.
　그 하나는 고대 존재설이고 또 하나는 미국 대륙에만 옛날부터 있어서 그것이 콜롬부스 일행에 의해 구주(歐洲)로 옮겨진 후 전세계에 만연했다는 대륙설(大陸說)이다.
　고대 존재설의 논거는 석기 시대의 유골에 대한 매독성 변화를 인정하는 점과 고대 민족의 문헌에 매독을 생각케 하는 기재가 있는 점 등으로 미루어 주장하는 것이다.
　외국에서도 페루나 프랑스의 브루고뉴 등에서 발굴된 고대의 인골(人骨)에 매독성 변화라고 생각해도 좋을 만한 변화를 인정했다고 주장하고 있는 사람이 있지만 이런 뼈의 변화가 과연 매독성(梅毒性)의 것인지 어떤지 확증은 없고 나병(癩病), 결핵(結核), 구루병(枸瘻病 ; 곱사병) 등으로 인한 변화일지도 모른다는 반대론도 있다.　伎 伎 伎 伎
　이상의 여러 가지 점을 고려한 끝에, 또 이 밖에 더욱 많은 점에 대해 자세한 고증을 한 후에 고대의 구대륙(舊大陸 ; 아메

리카 신대륙에 대한 말)에 매독이 존재했다는 증거를 발견할 수 없다고 하는 이유로 고대 존재설을 부정하고 콜롬부스 일행에 의한 구대륙 이입설(舊大陸移入說)을 취하고 있다.

더욱이 매독이 각 민족 간에서 그 어원이 하나라는 사실은 각국에 있어서 매독의 발생연월이 근고발견 시대의 교통사(交通史)와 일치하고 있는 점 및 각국의 치료법이 동서양에서 우연히 일치하고 있는 점에 의해서도 입증된다고 서술하고 있다.

바꿔 말하자면 옛날부터 각국에 있었다면 교통사와 무관계하게 각국에서 발견되었을 것이고, 치료법도 각각 달랐을 것이라고 한다.

콜롬부스가 제1회의 항해를 마치고 스페인으로 돌아온 것은 1493년 3월로 이 때부터 구대륙에 매독의 만연이 시작되었다.

그것은 먼저 스페인 국내에 퍼지고 있어서 프랑스왕의 원정군(遠征軍)과 함께 1495년에 나폴리에 이르러 그곳에서 대유행했기 때문에 프랑스병(Morbus Gallicus) 혹은 나폴리병(Morbus Neapolitans)이라고 불렸으며 그 후 수 년 사이에 빠르게 구주(歐洲) 전체에 퍼져 버렸다.

동양에 나타난 것은 1498년 바스코 다 가마의 희망봉 우회의 해상교통로가 개척된 후의 일로 그들 일행이 기항(寄港)한 인도 마레이 등에 먼저 퍼지고 이어서 이 지방에 돈 벌러 와 있던 중국인이 이것을 본국에 수입해서 1505년경에는 이미 광동창(廣東瘡)이 유행했다는 기록이 남아 있다.

구주인(포르투갈인)이 세일롱섬을 점령한 것이 1505년이고, 광동에 처음 상륙한 것은 1515년과 1517년이니까, 포르투갈인의 상륙보다 10년이나 전에 매독이 그것을 앞질러서 상륙해 있었던 셈이 된다.

이런 사실은 매독의 강력한 전염력, 인간의 맹렬한 성욕 등을 생각해 보면 흥미 깊은 일이다.

이렇게 해서 문명과 함께 전세계의 구석구석까지 퍼져 1908년 살바르산의 발견까지 특효약이 없이 거의 쓸데없이 그 창궐에 맡긴 상태였기 때문에 문명화, 매독화(civilization, syphylization)라는 말이 생겼다.

그러나 당시 매독이라고 불리고 있었던 것 중에는 다른 성병도 모두 혼동되고 있었던 것 같아서 나중에 이야기하겠지만 프랑스의 리코르에 의해 1831년에 2독설(二毒說 ; 매독과 임병은 별개라는 설), 1837년에는 3원설(三元說 ; 다시 연성하감을 분리)이 주장되어 겨우 각각의 것이라고 생각되기에 이르렀다.

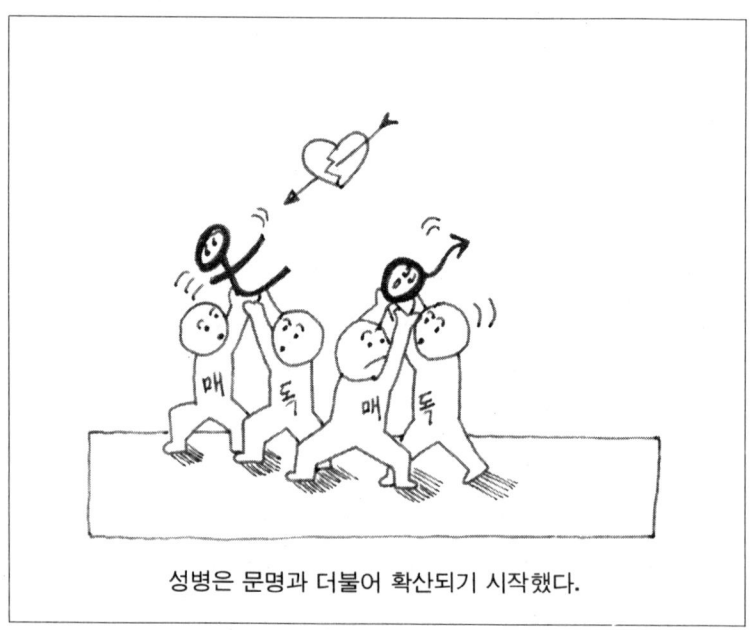

성병은 문명과 더불어 확산되기 시작했다.

임병(淋病)에 대하여

　임병(淋病)의 기원은 분명치 않다. 인도, 헤브라이, 로마시대의 책에 여러 가지 기재가 있지만 그것들이 과연 진짜 임병인지 혹은 매독, 연성하감, 귀두포피염(鬼頭包皮炎) 등인지 판정이 불가능한 것이 많다.
　단, 아라비아 의학에서는 옛날부터 비교적 확실한 임질(淋疾)의 기재가 이루어지고 있었다고 한다.
　16세기 경까지는 매독과 구별되고 있지 않았음은 앞에서도 이야기한 바와 같고, 많은 학자들도 이 두 가지의 성병을 혼동하고 있었다.
　예를 들면, 15세기말 경 프랑스의 찰스 6세의 군대가 이탈리아에 공격해 들어가서 매독을 대유행시킨 적이 있지만 그 때의 기록에 매독의 요도 내 합병증(尿道內合倂症)이라는 글이 쓰여 있어 이것은 아마도 임병일 것이라고 생각됨과 동시에 임병이 매독의 만연과 같은 경로로 퍼져 갔으리라고 상상된다.
　그러나 당시부터 뭔가 이 두 가지의 성병은 별개라는 느낌이 들고 있었던 것 같아, 16세기 경이 되자 매독과 임병은 하나의 독에 의해 일어나는 것인가 각각 다른 독에 의한 것인가 하는 문제에 대해서 격론이 일어났지만 아직 매림일독설(梅淋一毒說) 쪽이 우세를 차지하고 있고, 이 경향은 18세기까지 계속되고 있었다.

18세기의 가장 뛰어난 외과의(外科醫)였던 런던의 헌터는 시의(侍醫)나 군의총감(軍醫總監)의 영직(榮職)을 맡을 정도의 인물이었지만 역시 일독설을 고집하고 그것을 실증하기 위해서 자신의 몸을 그 실험에 제공하여 임병환자의 고증을 스스로 자기 몸에 접종한 결과 임병 뿐만 아니라 하감도 발생해서 마침내 매독에 걸려버렸기 때문에 그는 점점 더 자설(自說)에 자신을 가졌다.

그러나 그 후 그의 실험에는 결함이 발견되어 이 설은 부정되었지만 그의 불타는 학문에 대한 정열과 자신의 신념에 대한 절대적인 충실성에는 만인이 깊은 감명을 느꼈으리라.

이 오랫동안 계속한 논쟁도 1831년 프랑스의 리코르의 2독설이 나오기에 이르러 겨우 종지부를 찍고, 매독과 임병은 다른 별개의 독에 의해 일어나는 다른 병이라는 사실이 일반적으로 인정되게 되었다.

더욱이 이것이 최종적으로 결정된 것은 1879년 독일의 나이셀에 의해 임균(淋菌)이 발견되고나서임은 물론이다.

제3장 성병의 역사 · 45

연성하감(軟性下疳)에 대하여

 이 병도 임병과 마찬가지로 17세기까지는 일독설이 이루어져 매독과 구별되어 있지 않았기 때문에 그 기원이 분명치 않다. 1837년이 되어 프랑스의 리코르가 성병 3원설(性病三元說)을 주장해 연성하감(軟性下疳)을 매독과 임병과 다른 것임을 처음 암시하고, 그의 제자인 밧셀로가 1852년에 하감(下疳)에는 2종류가 있고 그 경성(硬性)인 것은 매독(梅毒)임을 명확히 했다.
 그 후는 이 병의 독립성이 인정되어 1889년 이탈리아의 듀클레이가 그 병원균(病原菌)을 발견하기에 이르러 독립질환(獨立疾患)임이 확인되었다.

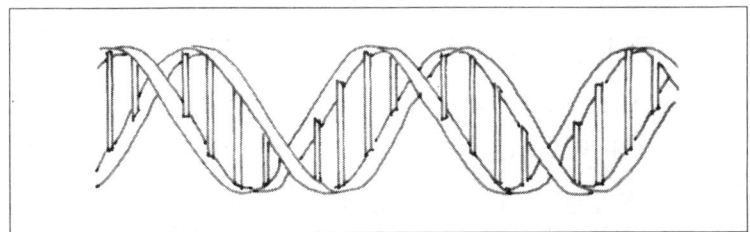

제4성병(第四性病)에 대하여

　이 병의 역사도 대개 임병이나 연성하감의 그것과 같지만 이 병쪽이 다른 병보다 한층 늦게 구별되게 되었다.
　그리스, 로마, 아라비아의 시대부터 이 병이라고 생각되는 것 같은 기재가 없지는 않지만 이 병은 나중에 얘기하듯이 가래톳을 주요 증상으로 하고 있기 때문에 매독이나 연성하감이나 다리에 부상을 입거나 무좀이 생기거나 하면 일어나는 단순한 림프선염(혹은 임파선염) 등과 혼동되고 있어 좀체로 독립한 병으로서 인정되지 않았다.
　19세기가 되어 임병의 항에서도 나온 리코르의 연구에 의해 이 가래톳의 구별도 상당히 확실해졌지만 이 병에 아직 독립성을 줄 정도는 아니어서 그 후 많은 학자의 연구에 의해 서서히 이것이 하나의 다른 병일 것이라는 사실이 분명해졌고, 1913년 듀란, 니콜라 및 파브르 3사람의 연구 발표에 의해 겨우 이 병의 전모가 밝혀졌다.
　이 3명의 1922년의 발표에 있어서는 이것이 독립성 질환임

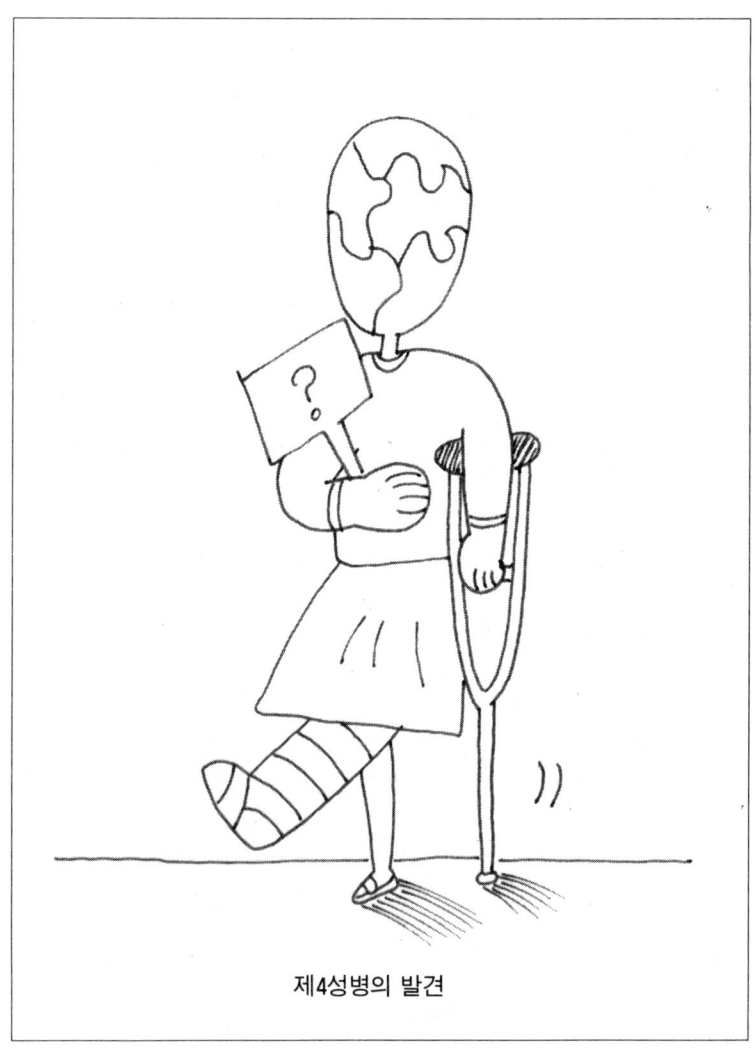

제4성병의 발견

이 강하게 주장되기에 이르렀고, 1925년 독일의 프라이가 이 병 특유의 피부 반응(皮膚反應 ; 프라이 반응)을 발명해서 비로소 그 독립성이 확립되었다.

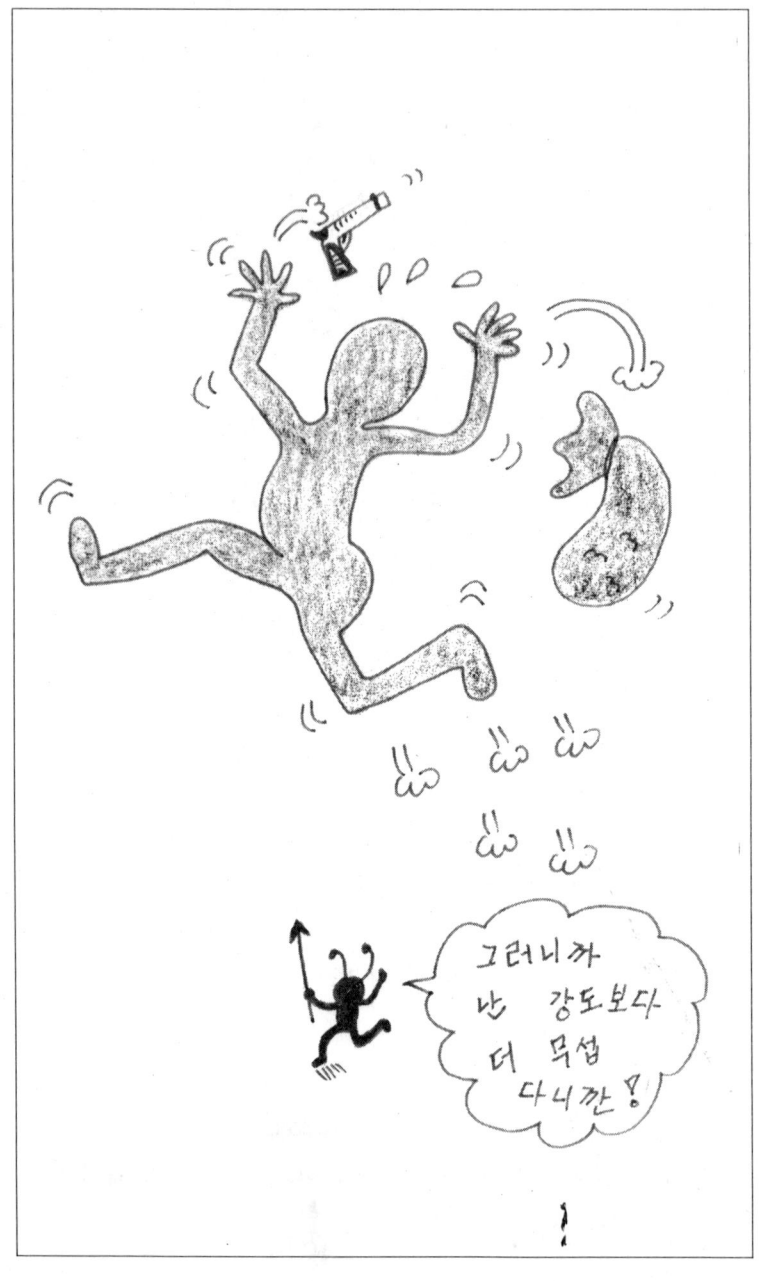

제 4 장

성병(性病)의 용어(用語)

성병에는 그 병의 성질상 보통 이용되는 용어 이외에 매우 많은 은어적인 것이 있지만, 현재는 점점 그런 것은 사용되지 않게 되고 있기 때문에 그것은 이하의 기술에 필요한 2,3가지의 것에만 그쳐 둔다. 그러면 병명의 어원에 내해서 간단히 설명을 덧붙여 본다.

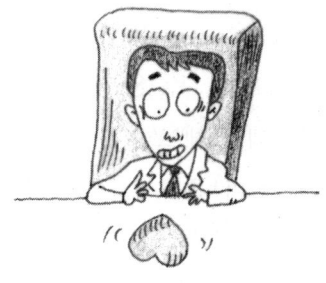

매독(梅毒)의 어원(語源)에 대하여

이것은 예전엔 미독(黴毒)이라고 쓰이고 있었으며 미(黴)라는 글자는 곰팡이라는 의미이지만 이 경우는 미균(黴菌) 등의 경우와 마찬가지로 널리 병원체(病原體)라는 의미로 이용되어 병원체의 독에 의해 일어난다는 정도의 의미를 표현하고 있었으리라.

현재는 주로 자획(字劃)이 너무 많다는 이유 때문이라고 생각되지만 매독(梅毒)이라는 글자가 이용되고 있다.

외국어에서는 지필리스라고 하는 사실을 알고 있는 분도 있겠지만 이 어원은 좀 다르다. 즉, Syphilis라는 것은 1530년에 플라카스트로라는 사람에 의해 쓰여진 매독을 다룬 극 속에 나오는 주인공의 이름(라틴어)으로 그 이후 병명이 되었다는 것이 일반적으로 통하고 있는 설이다.

그러나 여기에는 이 설이 4가지 정도 있으며 그 제1은 그리스어의 Siphilos(파손했다)에서 나왔다고 하는 설, 제2와 제3은 그리스어의 Sys(돼지), 혹은 Syn(함께)와 philia(사랑)가

합쳐서 생겼다는 설, 제4는 아라비아어의 Safola(저급한, 일반적인)에서 사투리 발음한 것이라는 설이다.

제3의 설, 즉 함께 사랑해서 매독이 된다는 것은 좀 재미있는 사고 방식이다.

더구나 외국어에서는 루에스(Lues)라는 말도 이용되고 우리 나라에서는 옛날에 창병(瘡病)이라는 말이 이용되고 있었다.

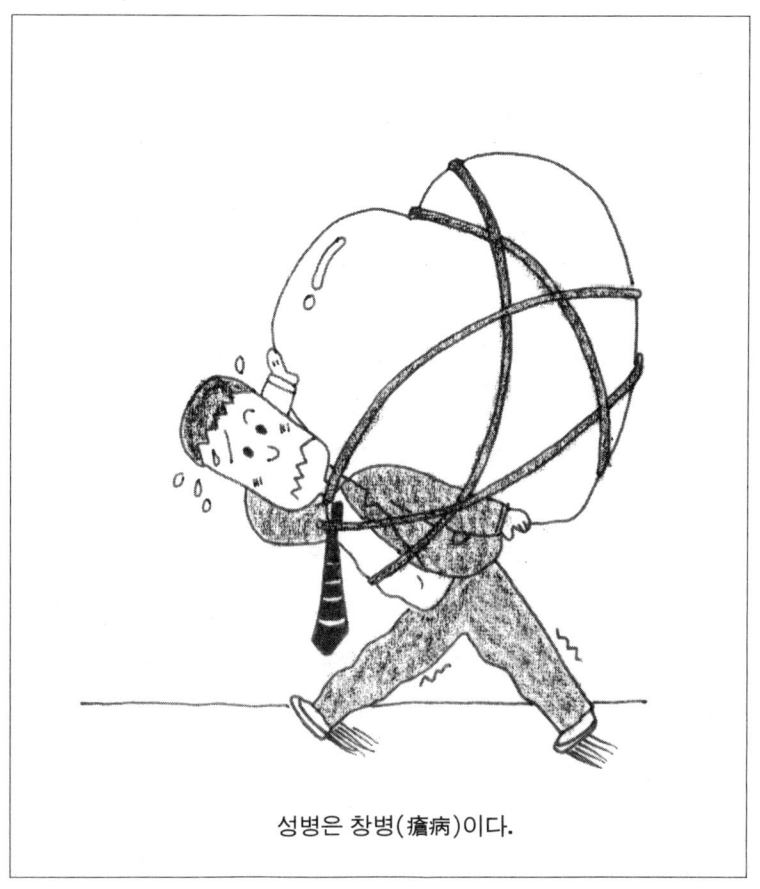

성병은 창병(瘡病)이다.

임병(淋病)의 어원(語源)에 대하여

임(淋)이라는 글자는 색인을 찾아보면 '물이 떨어지는 모양, 빗방울과 통한다'고 해서 고름이 떨어진다는 의미인지, 소변이 잘 안 나오게 되어 똑똑 떨어지는 정도밖에 나오지 않는다는 의미인지 확실치 않지만 어쨌든 그런 상태를 표현한 말로 독어의 트리페르(Tripper ; Tropfen 즉, 떨어진다에서 변화했다)의 역어이다.

옛날은 매독을 본따서 임독(淋毒)이라고도 하며 또 소갈(消渴)이라고도 불렀다.

학문적으로는 임질(淋疾) 혹은 임균성 요도염(淋菌性尿道炎)이라는 말이 보통 이용되고 있다.

외국에서는 일반적으로 고노로에(Gonorrhoe)라는 말이 이용되고 있으며, 그것은 이 말에서 오고 있다.

즉, Gonorrhoe라는 것은 그리스어로, 예전엔 정액이 신장에서 만들어지는 것으로 생각되었으며 그것이 썩어서 나온 것이 이 병 때에 나오는 고름이라고 생각되고 있었던 시대가 있었기 때문에 Gonos(종자 혹은 정액)가 rheo(흐르다), 즉, 정액이 흐른다는 의미에서 이 병의 명칭이 된 것이다.

덧붙이자면 실제로 정액이 새어 흐르는 경우가 있지만 그런 때는 정액루(精液漏 ; Spermatorrhoe)라고 하며 고노로에(Gonorrhoe)라고는 하지 않는다.

더구나 이 병의 명칭으로서 고노로에(Gonorrhoe) 외에 Blennorrhoe, Blennorragia라는 말도 이용되고 있으며 이것들은 모두 점막(粘膜)에서 유하(流下)한다는 의미로 이 말은 임균이 눈에 들어가서 일어나는 소위 풍안(風眼 ; 농루안, 임균성 결막염)이라는 의미에도 이용된다.

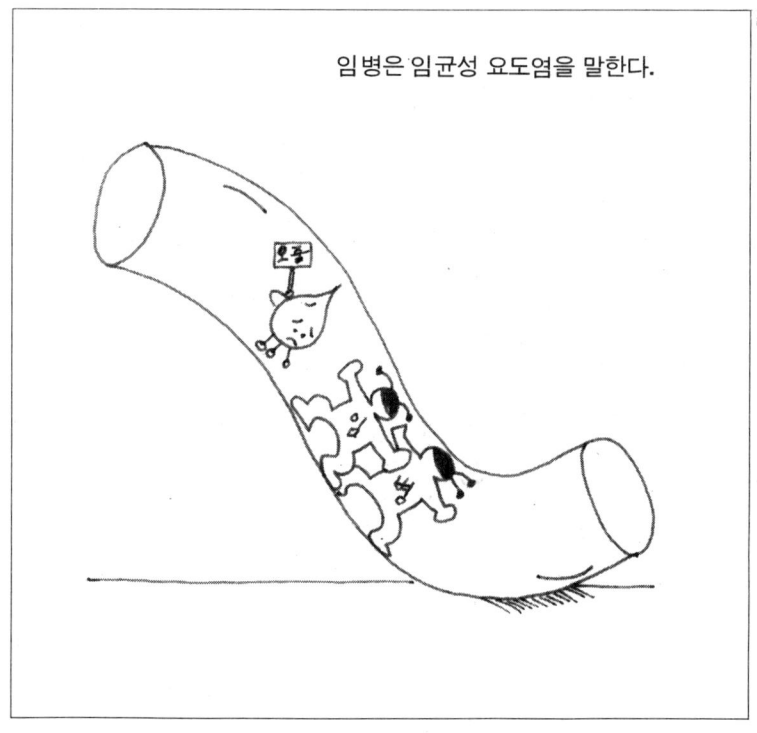

임병은 임균성 요도염을 말한다.

연성하감(軟性下疳)의 어원(語源)에 대하여

하감(下疳)이라는 글자는 자전에 따르면 병질 안에 감(甘)이 있어서 아이가 단 것을 너무 먹어서 일어나는 병이라고 할 뿐으로 어째서 하감이라는 글씨가 생겼는지는 조사할 수 없었지만 상상력을 총동원하면 아래 부분이 단 것을 먹어서(좋은 의미로써) 일어나는 병이라는 식으로 생각되지 않는 것도 아니다.

더구나 연성(軟性), 경성(硬性)이라는 것은 그것의 단단함을 나타내고 있음을 말할 필요도 없다.

하감을 영·불어로 Chancre, 독어로 Schanker라고 하지만 모두 그 어원은 라틴어의 Cancer에서 나오고 있다.

Cancer라고 하면 아는 분도 있겠지만 이 말은 보통 암(癌)이라는 의미로 사용되고 있으며 원래는 게라는 의미의 말로, 하감이 커진 형태가 게와 비슷하기 때문에 쓰여지게 되었으리라고 한다.

제4성병(第四性病 ; 서혜 림프육아종증)의 어원(語源)에 대하여

　제4성병(第四性病)이라는 말은 물론 매독, 임병, 연성하감 이외의 또 하나의 성병이라는 의미로 서혜(鼠蹊) 림프육아종증(肉芽腫症)이라는 것이 학문상의 이름이지만 이것은 너무 길기 때문에 현재 일반적으로 제4성병 쪽이 이용되고 있다.
　더구나 '성병(性病)의 역사'의 항에서 이야기했듯이 이 병에 독립성을 확립하는데 공적이 있었던 것은 니콜라 및 파브르로 그 명예를 기려 니콜라·파브르병이라고도 한다.
　어느 시기에 있어서는 미란성(靡爛性) 연권성(連圈性) 귀두포피염(龜頭包皮炎)이라는 귀두나 포피가 붓는 병이나 방추상균(紡錘狀菌)과의 혼합감염(混合感染 ; 일종의 인후염과 같은 병원체)에 의한 침식성하감(浸蝕性下疳) 등도 다른 성병이라고 생각되어 그 당시는 앞의 귀두 포피염이 제4성병이라 하고 서혜림프육아종증이 제5성병이라고 불린 적도 있고, 또한 침식성하감을 제5라 하고, 이 제4성병이 제6이라고 생각된 적도 있다.

가래톳의 어원(語源)에 대하여

넓적다리 죽지의 임파선이 부었을 경우를 가래톳이라고 한다.

따라서 성병과 관계가 없는 다리의 상처나 무좀 등이 화농해서 일어나는 증상으로 가래톳, 즉 성병이라고 생각하는 것은 잘못된 생각이지만 지금까지는 가래톳이 부었다는 것은 대개 성병이라고 생각되고 또 그것이 적중했었던 경우가 많았다.

그러나 최근과 같이 가래톳을 일으키는 성병이 적어지면서 이제 어느 쪽의 경우가 많다고도 할 수 없게 되었다.

가래톳은 4가지의 성병 중 임병을 제외한 다른 3가지의 경우에 일어나지만 그 가래톳의 성상(性狀)은 각각 다르다.

그 차이점에 대해서는 나중에 설명하기로 한다.

제 5 장

성병(性病)의 병원체(病原體)

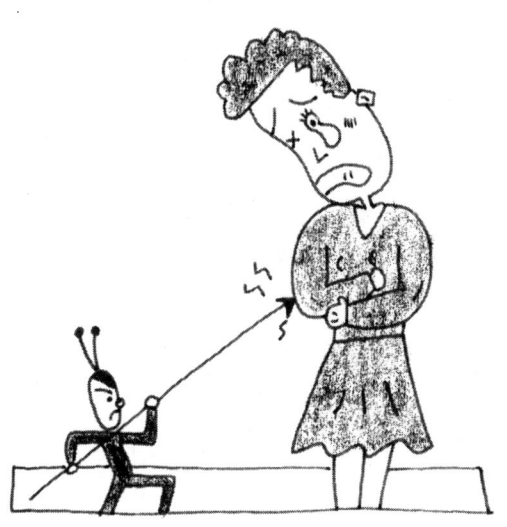

성병(性病)의 병원체(病原體)에 대하여

4가지의 성병에는 각각 다른 병원체(病原體)가 그 원인이 되고 있음은 앞에서 얘기한 바와 같다.

여기에서는 그 각각의 병원체에 대해서 이야기하겠는데 처음에 그것들을 일람표로 정리해 보았다.

병 명	병원체명	형 상	발견자	발견자 국별	발견한 해
매독	스피로헤타	나선상	호프만	독일	1905
임병	임균(淋菌)	쌍구균	나이세르	독일	1879
연성하감	연성하감균	연쇄상간균	듀클레이	이탈리아	1889
제4성병	미균	여과성병원체	미야카와	일본	1935

위의 표에서 정리한 바와 같이 매독, 임병, 연성하감, 제4성병 등의 4가지 성병에 대한 병원체의 발견은 인류의 성병 예방과 치료에 획기적인 발전을 가져다 준 쾌거라고 할 만하다.

이제 이 4가지의 성병의 각각 다른 병원체는 과연 어떤 종류의 균(菌)들일까? 보다 구체적으로 확인하고 조명해 보기로 한다.

매독(梅毒)의 병원체(病原體)에 대하여

　매독이라는 것은 어떤 병독(病毒)에 의해 사람에서 사람으로 전해진다는 사실은 콜롬부스의 시대부터 알고 있었지만, 그 병독(病毒)이란 어떤 것이냐 하는 점은 20세기에 들어올 때까지 오랫동안 베일에 싸여 있었다.
　즉, 1903년 메치니코프와 루가가 사람의 매독을 동물에게 옮기는 실험에 성공하고, 1905년이 되어 샤우딘과 호프만에 의해 비로소 이 병원체인 스피로헤타가 발견되었다.
　스피로헤타라는 것은 나선형으로 구부러져 있는 가는 실과 같은 미생물로 길이가 $10 \sim 15\mu$(1μ은 1000분의 1mm), 폭이 0.3μ으로 장축의 방향으로 활발히 전후로 운동한다.
　처음엔 이런 종류의 것은 1종류 뿐이라고 생각되고 있었지만 연구가 진행됨에 따라서 모양은 비슷해도 종류가 다른 것이 여러 가지 있음을 점점 알게 되었다.
　이것이 현재 6가지로 나뉘어져 매독의 스피로헤타는 스피로헤타과의 트레포네마속(屬)으로 분류한다는 것이 한때 이루어졌지만 최근 다시 원래대로 돌아가서 스피로헤타로 족하게 되었다.

이 스피로헤타를 검사하기 위해서는 음부에 생긴 궤양(경성하감)의 표면에서 그 분비액을 유리에 채취해서 암시야 현미경 장치(暗視野顯微鏡裝置)라는 것으로 검사하지만, 이 현미경으로 보면 새까만 시야 속에 스피로헤타가 하얗게 빛나면서 운동하고 있는 것을 볼 수 있다.

파카인키나 기무사라는 색소액(色素液) 등을 사용하여 물들여서 검사하는 방법도 있지만 이것들은 찾아내는 것이 앞의 방법보다 어렵기 때문에 일반적 검사의 목적에는 적합치 않다.

암시야 현미경이라는 것은 그 이름과 같이 시야는 캄캄하고 목적물이 희게 반짝여 보인다.

그 원리는 어두운 방에 문틈으로 빛이 비치면 먼지 등이 희게 빛나 보인다(틴들 현상)는 이론을 현미경에 응용한 것으로 현미경 렌즈 속에 들어오는 광선 중 똑바로 올라오는 것은 모두 차단되고, 목적물을 비스듬히에서 비추는 광선만을 들여보내도록 하고 있다. 그래서 어두운 속에 검사하려고 하는 액 속의 스피로헤타나 적혈구 등이 빛나 보이게 된다.

이 스피로헤타의 저항력은 비교적 약하고, 건조하면 곧 감염하는 힘이 없어져 버려 50℃ 정도로 가열하면 30분만에 죽어 버린다.

보통의 실온에서는 식염수 속에 넣은 것은 48시간 정도, 또 꺼낸 병(病)의 조직 속에 들어간 경우라면 5일 간 정도 감염하는 힘을 갖고 있다.

세균을 비롯한 많은 병원체는 배양기에 심어서 이것을 인공적으로 늘릴 수 있지만 이 스피로헤타는 옛날부터 많은 학자의 노력에도 불구하고 현재 아직 이것이 불가능해서 이 병의 진단이나 학자의 연구상 큰 지장이 되고 있다.

그래서 이것을 인공적으로 늘리는 데에는 동물을 사용하여 원숭이, 집토끼, 모르모트 등에 이식하면 인간의 경우와 비슷한 피부 증상을 일으켜서(그러나 정도도 가볍고 경과도 짧다.) 이 세균을 이식할 수도 있다.

쥐류에도 옮길 수 있지만 이 때는 증상이 나타나지 않는 무증상 감염을 일으킨다.

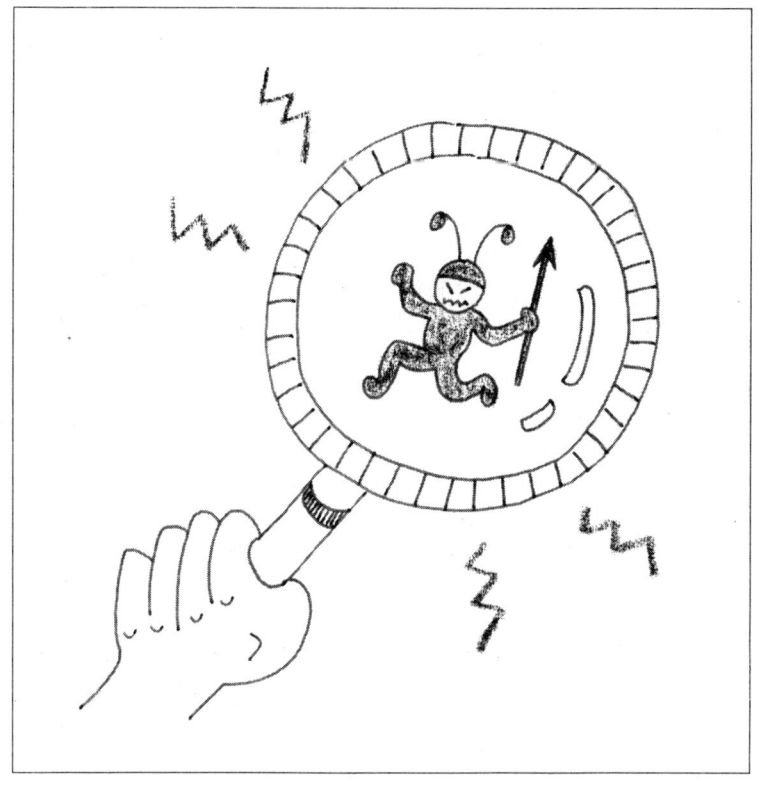

임병(淋病)의 병원체(病原體)에 대하여

　임병을 일으키는 미균(黴菌)은 물론 임균으로 이 병에 걸린 사람의 고름 속에서는 가득 볼 수 있다.

　이것은 미균의 종류로 말하면 쌍구균(雙球菌)에 속하고, 누에콩이 2개 마주 향한 것 같은 모양을 하고 있다.

　그 하나의 크기는 길이가 1.5μ, 폭이 0.8μ 정도의 작은 것이지만 그 미균의 생활 환경에 따라 커지기도 작아지기도 하고, 이상하게 여성의 고름 속에서 볼 수 있는 것이 남성의 경우보다 커져 있다.

　보통의 한천 배양기(寒天培養器)에 혈청(血淸)이나 복수(復水) 등을 첨가한 것을 이용하여 이것을 배양할 수 있지만 다른 미균에 비해 약해 약간 배양이 어려운 편으로, 깜박하면 곧 죽어 버린다.

　인체 속에 있으면 강하지만 건조에도 매우 약하기 때문에 이 미균이 붙어 있는 것 같은 것은 태양에 말리면 간단히 소독할 수 있다.

여러 가지의 소독액이나 높은 온도에 대해서도 약해 섭씨 50℃ 이상으로 하면 쉽게 죽지만 저온에는 비교적 강한 성질을 갖고 있다.

이것을 검사하기 위해서는 고름을 유리에 발라서 말린 후, 메틸렌청(靑)이라는 색소액을 뿌려서 물들이면, 곧 진한 청색으로 물들어 현미경으로 검사하면 이것이 백혈구(白血球) 내외의 여기저기에 밀집해서 무리를 이루고 있는 것을 볼 수 있다.

페니실린 등 임병에 잘 듣는 약을 이용한 후 시간에 따라서 이 검사를 계속해 가면 4시간 째부터 줄어들기 시작해서 6시간 째에 없어져가는 상황을 관찰할 수 있다.

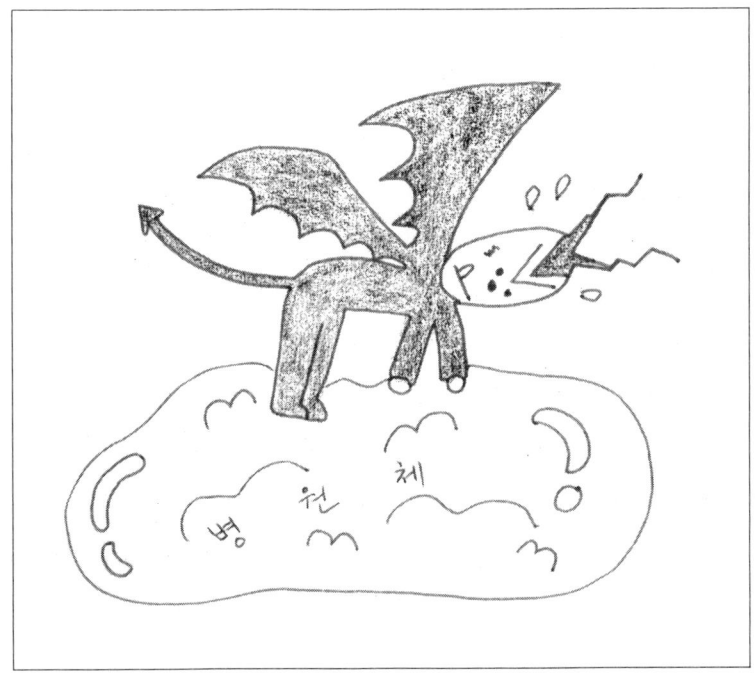

연성하감(軟性下疳)의 병원체(病原體)에 대하여

  이것은 연성하감균이라는 간균(桿菌 ; 가늘고 긴 미균)에 의해 일어나는 것이지만 이 균은 앞에 서술했듯이 듀클레이에 의해 발견되었기 때문에 일명 듀클레이균이라고도 불리고 있다.
  이것도 인체 밖에서는 약한 미균으로 배양도 할 수 있지만 임균보다도 한층 어렵고 건조, 열, 약 등에 대해서도 약해 소독은 간단하다.
  크기는 길이가 7~8μ, 폭이 0.2~3μ의 막대모양으로 사슬과 같이 길게 이어져 있는 것이 특징이지만 경우에 따라 그 모양이나 배열은 상당히 다르다.
  그것과 비슷한 모양의 미균도 많아서 고름을 유리에 발라서 염색하여 현미경으로 검사해도 그것이라고 확실히 아는 일은 좀체로 없다.
  또한 배양하기도 어려우므로 간단히 이 균을 발견해서 진단상에 유용하게 이용한다는 일은 거의 불가능하다.

제4성병(第四性病)의 병원체(病原體)에 대하여

이 병의 병원체는 여과성 병원체라고 해서 보통의 미균은 지나가지 못할 것 같은 작은 구멍으로도 여과되어 나와 버리는 작은 것으로 직경 약 0.3μ의 과립상(顆粒狀)으로 되어 있어 겨우 보통의 현미경으로 볼 수 있다.

미균에 대한 연구자들은 1935년 이 병에 걸린 사람의 림프선 등에서 이것을 발견하고 여러 가지 자세한 검사를 해서 다음 해 그것이 제4성병의 병원체임에 틀림없음을 확인 발표하고 있다.

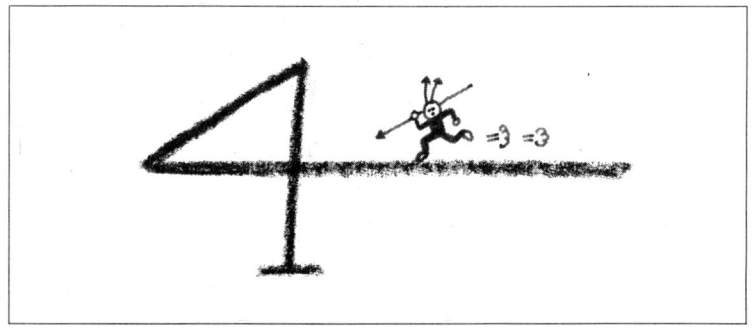

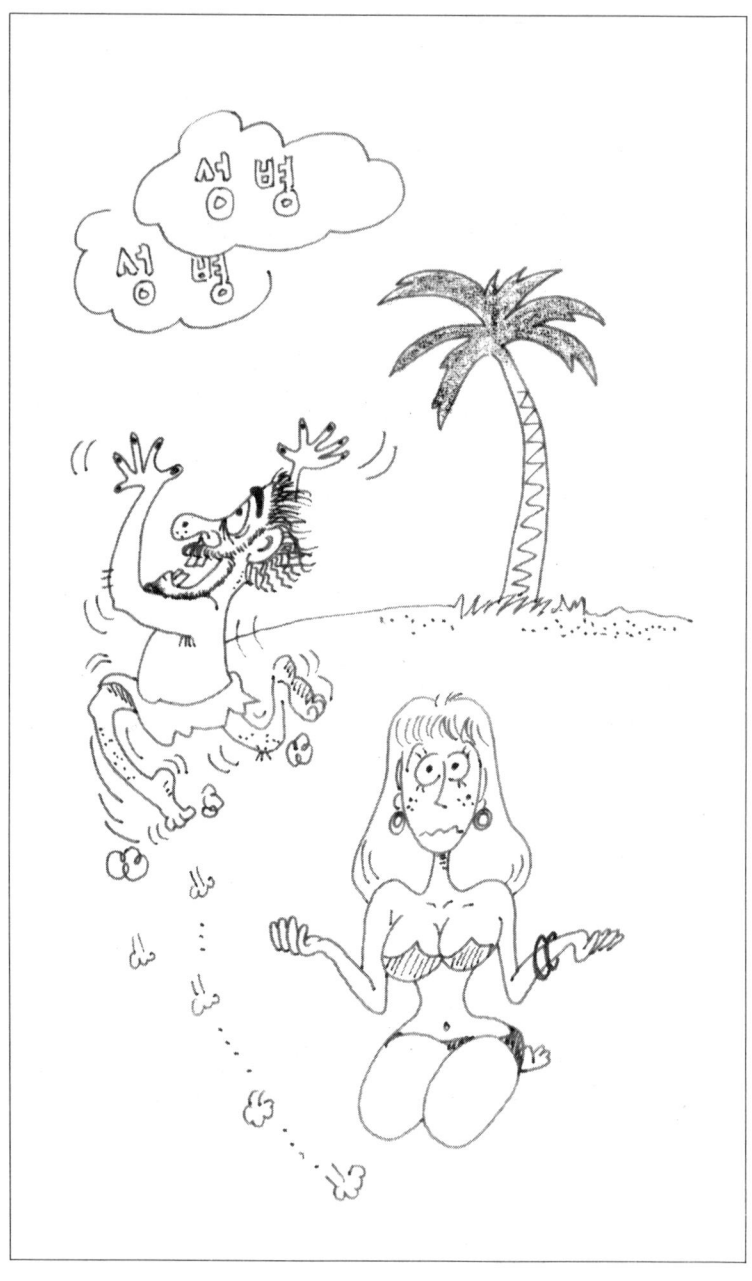

제 6 장

성병의 감염경로(感染經路)

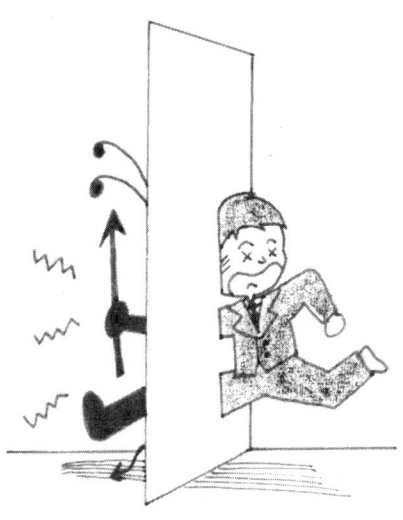

매독(梅毒)의 감염경로(感染經路)

앞에서도 얘기했듯이 옛날엔 성병에 대해서 확실한 지식이 없어 4종의 성병 구별도 못하는 상태였지만 그래도 이것이 남녀 간의 육체적 교섭에 의해 옮는 것이라는 사실은 옛날부터 알려져 있었고 특히 매춘부들로부터 옮는다는 사실은 잘 알려져 있었다.

이와 같이 성병은 성교에 의해 사람에서 사람으로 옮고 또 이 경로로 옮는 경우가 전부라고 해도 좋을 정도이지만 매독과 임병에서는 이 이외에도 옮는 경로가 있다.

우선 매독인데 그 하나는 음부(陰部)에서 입으로, 또 입에서 음부로 옮는 경우로 음부에 키스할 때에 이런 감염이 일어난다.

또 나중에 얘기하겠지만 매독이 생기는 것은 입 속에서 생기는 경우가 있고, 편도선도 침범당하는 경우가 있다.

그런 때는 침 속에도 스피로헤타가 많이 있다.

이런 사람과 키스하거나 또 그 사람이 사용한 잔이나 파이

프 등을 입에 대면 입으로 옮는 경우도 있다.
 따라서 잔 돌리기라는 행위는 이런 의미에서 우리 나라 술자리의 나쁜 습관이다.
 반드시 그만두기 바라고 파이프도 남의 것을 빌려쓰거나 빌려주는 행동은 금할 필요가 있다.
 또한 유즙(乳汁) 속에도 스피로헤타가 있는 경우가 있으므로 이런 유모의 젖을 먹는 아기도 입으로 옮는 경우가 있고, 또 반대로 선천 매독에 걸린 아기에게 젖을 빨린 유모 등이 유방으로 옮는 경우도 있다.
 더구나 병이 있는 음부를 손가락으로 주무르거나 하면 손가락으로 옮는 경우도 있어서 이것은 의사나 간호사 등에게도 일어날 가능성이 있다.
 이런 경우는 좀체로 없는 일이지만 예진에 조산부기 선천매독아의 출산을 도왔을 때에 옮아버린 실례가 있었다.
 당사자는 모르고 있었지만 그 후 우연한 기회에 혈청매독반응(血淸梅毒反應)을 조사한 결과 양성으로 나와서 깜짝 놀라 나중에 생각해 보고 그 때 걸렸다는 것을 알았다.
 이상의 경우 음부나 입의 점막(粘膜)이나 유방이나 손가락의 피부에 상처가 없는 한 옮지 않지만, 그 상처가 눈에 보이지 않는 것으로부터도 옮아 성교 때는 이런 상처(소위 끊어진 털 등)는 흔히 생기는 일로 키스 때나 아기가 젖을 빨 때는 흔히 깨물거나 하므로 옮기 쉽다.
 의사들도 매독 환자의 진찰을 하거나 수술을 하거나 하지만 곧 손을 소독약으로 씻거나 고무 장갑을 껴서 옮지 않도록 주의하고 있다.

또 한 가지 수혈에 의해 매독이 옮는 경우가 있다.

이 경우에 대해서는 다음에 한 가지 사건을 중심으로 이야기한다.

이것을 막기 위해서는 급혈자(級血者)에게 매독이 없음을 잘 확인하는 것도 필요하지만 만일의 경우에 대비해서 페니실린 등을 섞어서 주사하면 감염을 막을 수도 있다.

더구나 혈액 속의 스피로헤타는 4~6℃의 온도에서 가장 긴 경우라도 96시간 지나면 병을 옮기는 힘이 없어지므로 보존혈액을 사용하면 안전하다고 한다.

□ 수혈 매독 사건(輸血梅毒事件)

이것은 당시 신문지상에서 상당히 크게 다루어졌기 때문에 기억하고 있는 분도 있을지도 모른다.

수혈로 매독이 옮는 경우는 매우 드물다.

게다가 이 사건은 옮았을 때부터 증상이 나타나고 계속해서 혈액 반응이 양성이 될 때까지의 기간의 문제가 매우 미묘하게 얽혀 있었다.

그 점에서 흥미가 있다고 생각되기 때문에 여기에 그 대강을 소개하기로 한다.

이 사건의 피해자는 서울에 사는 저술업(전 신문기자) A씨의 부인으로 고소당한 상대는 당시 대학병원 산부인과에 근무하고 있던 H의사이다.

이 부인은 꽃꽂이 지도, 다도(茶道) 교사의 자격을 갖고 있고 양재도 뛰어나기 때문에 꽃꽂이, 다도, 양재를 가르치며 생계를 돕고 있었다.

먼저 경과를 날짜에 따라 조목별로 나타내 본다.

A씨의 부인의 경과(經過)

2월 5일 — 대학병원 산부인과에 자궁근종(子宮筋腫)의 치료를 위해 입원.

2월 7일 — 몸이 쇠약해 있었기 때문에 수혈(輸血)을 받았다(제1회).

2월 8일 — 제2회 째의 수혈.

2월 9일 — 자궁근종의 수술을 받는다. 수술 후 제3회 째의 수혈.

2월 27일 — 제4회 째의 수혈(이것이 나중에 문제를 일으켰다).

3월 3일 — 완쾌 퇴원.

3월 13일 — 38℃ 이상의 발열(發熱).

4월 8일 — 같은 병원 내과(內科)에 다시 입원.

5월 초순 — 양쪽 서혜부, 그 밖의 림프선이 부었다.

5월 16일 — 혈액검사 결과 매독의 반응이 양성임을 K간호사로부터 들었다.

6월 4일 — 2월 27일에 수혈을 받은 ○○협회소속의 급혈자(級血者) T씨의 혈액반응이 양성임이 판명. 그 후 매독 치료를 받았다.

9월 6일 — 경쾌해서 퇴원. 그 후도 퇴원해서 치료를 계속했다.

11월 10일 — 혈액 반응이 음성이 되어 점점 건강해졌다.

11월 25일 —— 국가를 상대로 동경지방재판소에 미츠와치외 3명의 변호사를 대리인으로서 손해배상 소송을 했다.

급혈자 T씨의 경과

2월 1일 —— 혈액검사 음성
2월 14, 5일경 —— 밤업소에서 매춘부와 예방 처치없이 관계. 그때까지는 이런 일은 하지 않았다고 한다.
2월 27일 —— 100g 급혈(級血).
3월 상순 —— 초기경결이 나타나야 하는 시기.
3월 하순 —— 혈액의 반응이 양성(陽性)이 되야 하는 시기.
6월 4일 —— 혈액 검사의 결과 양성으로 판명.
9월이나 10월경 —— 자각 증상이 나타났다고 한다.

이 사건의 문제의 초점은 수혈을 하기 전에 그 급혈자 T씨에게 매독이 있다는 사실을 몰랐느냐 어떠냐 하는 것이다.

이것을 아는 방법이 있었는데 그것을 H의사가 하지 않았다고 하면 의사의 과실이 되고, 그것을 아는 방법이 도저히 없었다고 한다면 불가항력이라고 하게 된다.

이 경우 수혈을 한 시기가 운나쁘게 증상이 나타나기 직전으로 사건이 얽혀서 해결이 오래 걸렸고, 그것들의 시기적 관계를 그림으로 나타내면 다음과 같이 된다.

즉, 수혈이 이루어진 시점에서는 급혈자가 매독에 걸려 있어도, 그리고 가장 빨리 매독 증상(초기 경결)이 나타났다고 해도, 그 때는 의사가 음부를 검사하고 혈액 반응을 조사했을 경우라도 그런 검사로는 아직 아무것도 모르는 시기에 해당했다.

그래서 문제가 된 것은 수혈에 있어서 의사가 급혈자에게 감염될 기회(단적으로 말하면 '여자와 논'것)가 있었느냐 어떠냐 하는 질문을 해야 했던 것이다.

그렇게 하면 급혈자는 2월 14일, 5일경의 일을 의사에게 알렸을 테고, 따라서 그 수혈은 중지되어 이런 일이 일어나지 않았으리라는 것이 원고(피해자)측 주장이다.

이에 반해 피고측은 그와 같은 일을 일일이 급혈자에게 물을 수도 없고, 또 가령 물었다고 해도 급혈자는 사실을 말하지 않았을 것이라고 변명하며 싸웠다.

이 병원의 많은 증인이 환문당하고, 많은 학자의 감정서가 제출되고, 몇 번이나 재판이 반복되어 제1심, 제2심에서 병원이 패소하고, 마지막은 대법원까지 올라가게 되었다.

처음부터 세어 10년 이상 지난 후 대법원에서 결심이 되어, 그런 질문을 하지 않았던 것은 의사의 과실이라고 인정되어 병원측이 패소하였다.

감염의 문제와 관련해서 현재 매독이 완전히 치료되지 않은 사람이 그것에 옮을 기회가 있었을 때 다시 한 번 옮아서 경성하감 등이 생기느냐 하는 문제가 있지만 매독에도 다른 전염병과 마찬가지로 면역이라는 것이 있어서 이런 일은 일어나지 않는다. 즉, 중감염은 없다고 되어 있다.

그러나 치료된 후에 또 옮는 경우, 즉 재감염은 있을 수 있다.

또 한 가지의 문제는 매독이 오래되었을 경우 어느 정도 감염력이 있느냐 하는 것이다.

물론 새로운 것은 그 힘이 당연히 강하고 제2기가 된 것이라도 편평(扁平) 콘지롬 등 스피로헤타가 많이 있는 발진(發疹)이 있는 것은 그 힘이 강하지만, 오래됨에 따라서 그 힘은 약해지고, 수년이나 지나면 거의 그 힘이 없어지지만 완전히 없다고 하는 것이 아니다.

5년 이상을 경과한 확실한 잠복매독(潛伏梅毒)의 여성에게서 4명의 남성이 옮았다는 보고도 있다.

그러나 이것은 치료를 받은 후라면, 가령 혈액 반응은 양성이라도 타인에게 옮길 위험은 거의 없어진다.

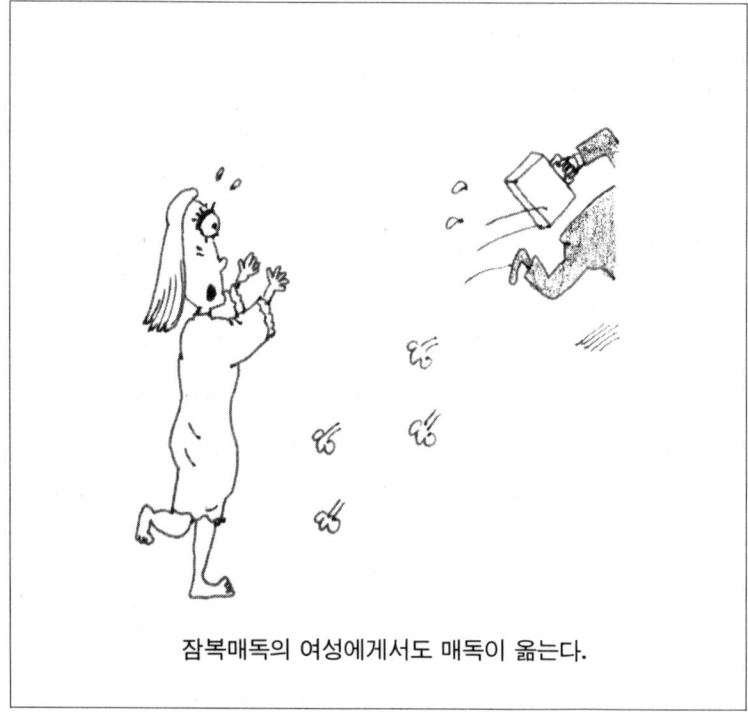

잠복매독의 여성에게서도 매독이 옮는다.

임병(淋病)의 감염경로(感染經路)

임균(淋菌)은 인체 밖에 있을 때는 약한 세균으로 보통의 소독(크레졸, 승홍수 등)에서도 곧 사멸하고 또 건조해도 죽어 버리지만 고름으로 싸여서 젖은 타월 등에 묻어 있으면 비교적 오래 살아 있다.

환자가 사용한 타월이나 손이나 세면기 등에 고름이 묻어 있으면 이것들을 매개로 당사자 또는 타인의 눈에 옮는 경우가 있다.

이 때는 눈이 아프고 빨갛게 부으며 고름이 많이 나와서 이것을 흔히 풍안(농루안, 임균성 결막염)이라고 해서 응급처치가 늦어지면 눈이 머는 경우가 있으므로 임병에 걸려 있는 사람은 손을 잘 씻고, 그 사람이 사용한 것은 열탕처리하거나 말리는 등 주의해야 한다.

또한 아기가 태어나는 도중에 모친의 질 속의 고름이 눈에 들어가서 이 병에 걸리는 경우가 있으므로 태어나면 곧 눈에 페니실린을 점안(点眼)해서 이것을 예방해야 한다.

이와 같은 감염경로로 남성이나 성인 여성은 음부에 병이 옮는 경우는 없지만 사춘기 전의 소녀는 질 점막이 매우 약하기 때문에 타월이나 손가락 끝에 묻은 고름이 여기에 옮아서 음문질염(陰門膣炎)이 되는 경우가 있다.

이 때는 음부가 붉어지거나 고름이 나온다. 이것에 대해서는 나중에 이야기 하겠다.

더구나 소녀는 목욕탕에서 옮아 음문질염(陰門膣炎)에 걸리는 경우가 있다.

이것은 임병(淋病)에 걸린 사람이 들어와서 고름을 떨어뜨린 후에 소녀가 그 목욕탕에 들어가서 그 자리에 털썩 앉거나 욕조 가장자리에 걸터앉았을 때에도 옮는다.

따라서 공중 욕탕에 여자가 들어올 때는 음부를 의자 등에 함부로 대지 않도록 주의해 준다.

성병이 목욕탕에서 옮는 경우는 소녀의 이 음문질염 뿐이다.

흔히 병원에 온 환자가 자신이 한 행위를 숨기고 목욕탕에서 옮았다고 말하는 경우가 있지만 이런 일은 있을 수 없다.

질문을 계속해 보면 친구의 유혹으로, 그만 취해 있었기 때문에……라는 식으로 사실을 말하는 경우가 흔히 있다.

임병의 경우는 음부나 눈 등의 점막에 상처가 없어도 옮는다는 점이 매독과 다르다.

매우 드물게 의사가 환자의 진찰을 할 때 손가락에 상처가 있으면 손가락에 임균이 묻어서 표저(漂疽)가 되는 경우도 있다.

제6장 성병의 감염경로 · 77

연성하감(軟性下疳)의 감염경로(感染經路)

이것은 보통의 성교에서 음부에 옮는 이외에 매독과 마찬가지로 부자연스런 성희(性戲)에 의해 입술, 혀, 항문 등에 균이 묻어서 하감이 생기는 경우가 드물게 있다.

또한 국부(局部)를 만진 손가락에 생기는 경우도 있지만 이것은 매우 드문 일이다.

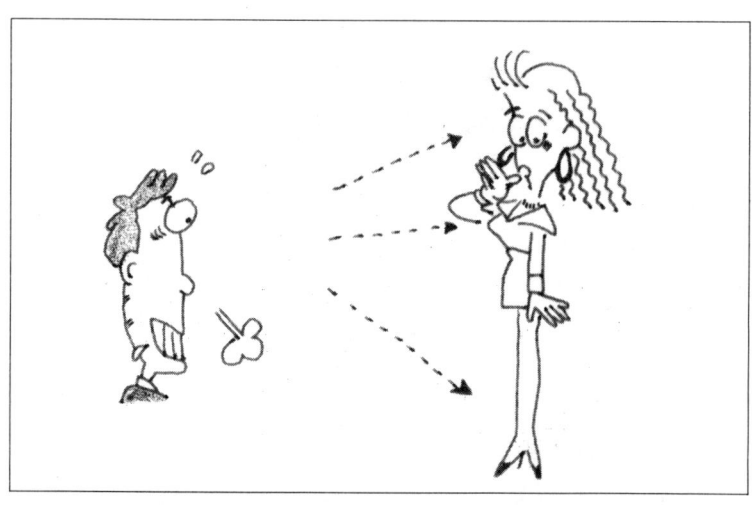

제4성병(第四性病)의 감염경로(感染經路)

이것은 여자의 경우, 고름이 항문(肛門) 쪽으로 돌아서 직장(直腸)을 침범할 때 생기는 정도이다.

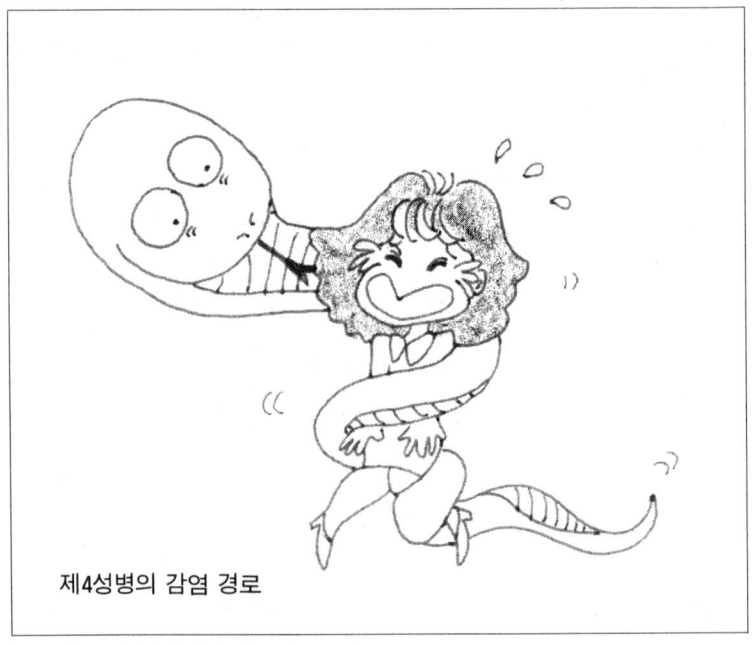

제4성병의 감염 경로

성병(性病)의 잠복기(潛伏期)

 잠복기(潛伏期)라는 것은 병에 옮고나서, 바꿔 말하면 병원체(病原體)가 몸 속에 들어오고나서 몸에 뭔가 증상이 나타날 때까지의 기간을 말하는 것으로, 이 동안에 몸안에서 병원체가 늘어나 몸에 해를 끼치고, 그 반응으로써 열이 나거나 빨갛게 붓거나 고름이 나오게 된다.
 이 잠복기라는 것은 모든 전염병에 있으며 병원체가 빨리 늘어나고 그 독이 강한 경우에는 짧고, 그 반대의 경우는 길다.
 4가지 성병의 경우도 모두 각각 다른 병원체에 의해 일어나기 때문에 그 기간도 가지 각색이다.
 이 기간이 가장 짧은 것은, 즉 옮고 나서 가장 빨리 증상이 나타나는 것은 임병과 연성하감으로 2~3일, 늦으면 7일이다. 다음이 매독으로 2~5주 간의 폭이 있어 평균 3주일이다. 제4성병이 최장이고 또한 일정치 않아서 2~5주일이 되고 있다.
 임병 때 제일 먼저 나타나는 증상은 요도가 굉장히 가려운 느낌이 들고, 요도구에서 엷은 고름이 나오는(여자의 경우는 이 이외에 냉이 늘어난다) 것으로 연성하감에서는 음부에 쌀알 정도의 붉은 부드러운 응어리가 생겨서 아프고, 매독의 경우는 연성하감과 매우 비슷한 것이 생기지만 단단하고 통증이 없으며, 제4성병의 경우는 가래톳이 생겨야 비로소 알 수 있다.

이런 이유로 어젯밤 옮았을지도 모르니까 자세히 조사해 달라고 병원에 오는 환자가 흔히 있는데, 처음의 하루나 이틀은 모든 성병의 잠복기에 해당해서 가령 걸려 있었다고 해도 확실한 결과를 알기는 어렵다.

혈액 검사를 하면 알 수 있을 것이라고 생각하는 사람도 있는 듯하지만 혈액을 조사해서 알 수 있는 것은 매독 뿐이다.

매독도 걸리고나서 6~7주일 후가 되어야 비로소 반응이 나타나기 때문에 초기 검사에는 도움이 되지 않는다.

그러나 성병을 옮았을지도 모른다는 위험이 있을 때는 직후부터 이틀 후까지의 동안에 페니실린 240만 단위 정도의 주사를 맞아 두면 매독과 임병의 발병을 막을 수 있으므로 걱정되는 사람은 이 주사를 맞아 두면 좋을 것이다.

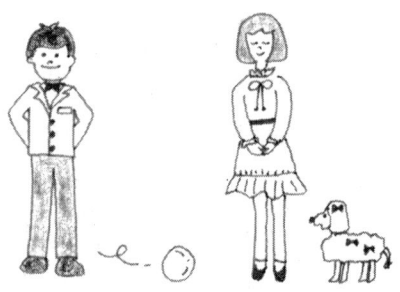

제 7 장

매독(梅毒)의 증상과 치료법

이 병은 앞에서도 얘기했듯이 스피로헤타가 몸안에 들어와서 늘어났을 때에 일어나는 병이다. 다른 3가지의 성병과는 달리 단지 그것이 들어온 장소에 진무름 등이 생길 뿐만 아니라 전신에 돌아서 몸의 모든 곳에 여러 가지 병을 일으키고 때로는 생명의 위험도 있으므로 실로 무서운 병이라고 할 수 있다.

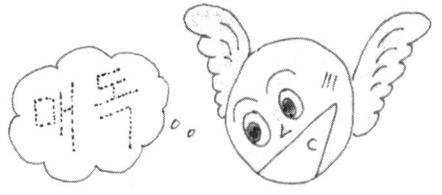

매독(梅毒)의 증상(症狀)에 대하여

□제1기

    이 병에 걸리고나서 증상이 나타날 때까지의 기간(잠복기)은 매우 여러 가지이다.
    앞에서도 얘기했듯이 평균 3주일로 되어 있지만 빠를 경우는 2주일이고, 또 느린 경우는 40일 이상, 50일이나 60일 지나고 나서 나타나는 경우도 있다.
    이것은 스피로헤타의 양, 신체 상태, 성교 때에 생긴 상처의 크기 등에 따라 다르고 예방약을 사용했을 때나 노인 등의 경우는 늦어진다고 한다.
    이 기간이 지나면 스피로헤타가 처음 들어간 상처 부위에 사마귀와 같은 것이 생긴다.
    이것은 보통 1개 생기는 것으로 초기 경결 혹은 초기 구진이라고 해서 작은 콩알 정도의 크기로 평평하게 부풀어오르고, 붉은기를 띠고 있으며 단단하고, 거의 통증도 가려움도 없다.

남성의 경우는 귀두부터 관상구 부근, 여성은 대음순에서 질 입구 부근에 생기는 경우가 많아 조금도 자각적으로 느끼지 못하기 때문에 모르고 있는 경우도 흔히 있다.

특히 여성의 질 비교적 깊숙한 쪽의 주름 사이에 생긴 경우는 본인은 전혀 모르고 있는 경우도 흔히 있다.

이 외에 감염한 장소에 생기는 것은 물론이고 음부 외, 넓적다리 안쪽부터 아랫배 부분 등에 생기는 경우도 있다.

또한 그 감염경로에 따라서 입이나 항문 주위, 젖꼭지, 혀, 볼, 손가락 등의 경우도 드물게는 있다.

이 초기 경결이 수 일 지나면 표면이 짓무르기 시작해서 점점 짓물러 궤양(경성하감)이 되지만 그 궤양의 바닥은 평평하고 비교적 깨끗해서 고름 따위는 묻어 있지 않다.

이것은 내버려 뒤도 3~4주일 후에 자연히 흔적도 없이 치료되는 것이 보통이지만 뒤에 남아 있는 스피로헤타 때문에 다시 경결이 되는 경우가 드물게 있다.

경성하감이 생길 무렵, 혹은 1~2주일 늦게 그 하감에 가장 가까운 임파선이 붓는다.

보통 하감은 음부에 생기기 때문에 넓적다리 죽지의 임파선이 부어 이것을 매독성 가래톳, 혹은 무통성 가래톳이라고 한다.

임파선이 부으면 빨갛게 되어 아픈 것이 당연하지만 매독의 경우만은 빨갛게도 안 되고 통증도 없으며 주위의 피부나 조직과 유착도 하지 않고 화농도 하지 않는다.

하감이 생기는 장소가 입이나 볼이라면 목의 임파선이 붓고 손이나 젖꼭지라면 겨드랑이의 임파선이 붓는다.

넓적다리 죽지는 건강한 사람이라도 작은 임파선은 만져지는 법이다.

특히 마른 사람은 밖에서 보이는 경우도 있으므로 이곳의 임파선이 만져진다고 해서 그것만으로 매독일 것이라고 생각하는 것은 잘못이다.

이런 걱정을 하고 있는 사람이 흔히 있으므로 특히 참고로 말해 둔다.

이 임파선이 붓는 경과는 가지각색이다.

상당히 오랫 동안 남는 경우도 있지만 평균 6~7주일이 지나면 자연히 작아진다.

더구나 임파선이 부을 무렵, 즉 감염 후 6주일(4~7주일) 정도 지나면 처음 혈액의 매독성 변화가 분명해져서 소위 바세르만 반응이 양성(陽性)이 된다.

이상의 시기까지를 제1기(第一期) 매독이라 하고, 그 후 일단 여러 가지 증상은 사라지고, 제2잠복기에 들어간다.

□제2기

감염했을 때부터 3개월이 지나면 독이 충분히 전신에 돌기 때문에 이번에는 감염한 장소에 관계없이 전신의 피부나 점막에 여러 가지 형태의 종기(매독진)가 생기기 시작하고, 또한 탈모가 일어나서 이 시기부터를 제2기(第二期) 매독이라고 한다.

더구나 이 조금 전에 전구 증상으로서 빈혈, 발열, 두통, 현기증, 구역질 등이 일어나서 몸이 마르는 경우도 흔히 있으며 특히 여성에게 이런 증상은 강하게 나타난다.

수혈로 매독에 걸린 경우는 갑자기 독이 전신에 돌기 때문에 제1기가 없이 이런 제2기의 증상으로 먼저 시작된다.

매독진(梅毒疹)에는 습진(보통 생기는 피부병)과 마찬가지로 보이는 것부터 곪는 것, 부스럼 딱지가 생기는 것, 또는 사마귀와 같이 되는 것까지 다종 다양하지만 공통점은 그 색깔이 구리색을 띤 붉은 색으로 통증도 가려움도 없다는 것이다.

빠른 시기는 가슴이나 옆구리, 배에 좌우 대칭으로 나타나고 늦어짐에 따라서 몸의 끝쪽, 즉 손, 발, 어깨, 목, 얼굴 등에 생기게 된다.

한 개 한 개의 발진이 커져서 피부 깊숙이까지 퍼지게 된다.

더구나 이런 발진 중에서 특별한 것으로서 편평(扁平) 콘지롬이 있다.

이것은 피부가 서로 닿아 있는 부위로 땀, 눈물, 냉 등으로 더러워져 있는 부분, 즉 항문 주위나 음부 등에 생기기 쉽다.

작은 원판상(圓板狀)으로 부풀어 오른 사마귀와 같은 것으로 회백색이 더러운 지방과 같은 것으로 싸여서 젖어 있다.

여기에는 스피로헤타가 매우 많이 있어 감염의 원인으로 가장 위험하다.

위험한 것이라면 입 속에 생기는 구진(丘疹 ; 점막반 ; 粘膜斑)도 그 중 하나로 거기에는 스피로헤타가 많이 있어 이런 사람과 키스하거나 하는 것도 감염의 위험이 크다.

이상과 같은 발진(發疹)은 여기 저기 나거나 사라지는 사이에 점점 치료되어 제2기 잠복 매독(潛伏梅毒)이 되어 다음에 서술하는 제3기(第三期)가 시작될 때까지 언뜻 치료된 듯이 보인다.

매독진이 생기기 시작하고나서 제2기 잠복 매독의 마지막까지를 제2기 매독이라 하며, 제1, 제2기 매독을 합쳐서 조기 매독(早期梅毒)이라고 한다.

□ 제3·4기

제3기 매독은 고무종(腫)이라는 것으로 시작되며 처음부터 헤아려 대개 2, 3년 지나 이 시기에 들어간다.

이 고무종은 큰 덩어리로 피부 뿐만 아니라 전신은 물론 몸 안쪽에도 생기는 것이다.

뼈나 근육이나 내장(폐, 간, 뇌 등) 등을 침범하기 때문에 한층 중대해져서 생명의 위험이 있다.

더구나 이 시기에는 고무종으로서 뿐만 아니라 스피로헤타는 모든 부분에 침투해서 혈관(血管), 심장(心臟), 신경(神經), 척수(脊髓), 뇌(腦) 등도 침범하므로 굉장히 위험하다.

척수가 침범당했을 경우는 척수로(脊髓癆)라고 해서 걸으면 비틀거리거나 대소변을 못가리게 되고 뇌가 침범당했을 경우는 마비성 치매(痲痺性痴呆)라고 해서 이제 이렇게 되면 바보가 되어 버려 폐인이 된다.

이와 같이 스피로헤타가 신경 계통을 침범하는 것은 가장 마지막 단계이다.

여기까지 오는데 대개 5년에서 10년 걸리며 이 기간 이후를 제4기(第四期) 매독이라고 한다.

이상 제1기부터 제4기까지 나눠서 얘기했지만 제1기 및 제2

제7장 매독의 증상과 치료법 · 87

기를 합쳐서 조기 매독, 그 이후를 만기 매독(晚期梅毒)이라고 하는 구분 방법도 있다.

이렇게 말하면 꽤 확실한 것 같지만 모든 예나 여러 가지 시기의 증상이 섞여서 나타나는 경우가 많다.

그 각각의 기간도 매우 다양해서 천천히 진행하는 것이 있는 반면 경과가 빨라 2년 정도에 뇌를 침범하는 악성 매독(惡性梅毒)도 있다.

전신 중에서 매독에 침범당하지 않은 부분은 하나도 없다.

앞에 말한 부분 이외에 눈, 귀, 코, 편도선 등을 비롯해서 모든 내장은 물론 두발부터 손톱까지 침범당한다.

그러나 다행히도 페니실린의 발견(1944년) 이후 매독이 잘 치료되게 되어 그 수도 줄어들었다.

최근 십수 년 간은 제1기의 경성하감을 비롯해 제2기 이후의 것까지 몸에 증상이 나타나는 경우가 매우 적어졌다.

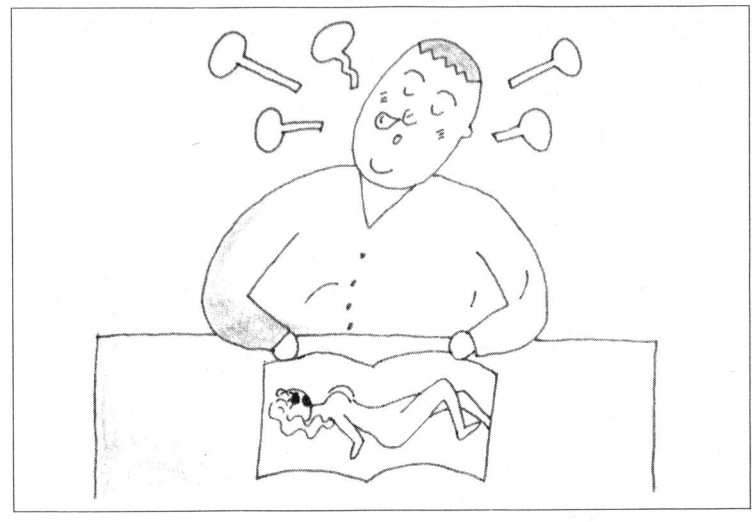

매독(梅毒)의 진단(診斷)

　이 병의 진단에는 그것에 걸릴 기회가 있었는지 어떤지, 그 환자의 증상은 어떤 것인지, 그것은 언제부터 시작되어 그 후 어떻게 되었는지 등을 환자로부터 듣는 것은 참고가 된다.

　또한 현재 볼 수 있는 병변(病變)은 어떤 것인지를 면밀히 관찰하는 것이 도움이 됨은 물론이지만, 결정적인 진단의 근거가 되는 것은 스피로헤타를 찾아내는 것과 혈청 매독 반응 검사(血淸梅毒反應檢査)의 2가지이다.

　스피로헤타 검사에 대해서는 앞에서 얘기했으므로 여기에서는 한결같이 혈청 반응에 대해 서술해 둔다.

　이 반응은 앞에서 얘기했듯이 매독에 걸리고 나서 약 6주일 지나고 나서가 아니면 반응이 나타나지 않는다는 점이 곤란하지만 한 번 걸리면 치료해 버리지 않는 한 나중까지 반드시 양성(陽性)으로 나타나기 때문에 진단상(診斷上)은 물론 치료의 목표로서 매우 도움이 되는 검사법이다.

혈청 매독 반응 검사(血淸梅毒反應檢査)

혈청(血淸)을 이용해서 매독에 걸려 있는지 어떤지를 조사하려고 하는 방법에는 여러 가지 있다.

옛날에는 바세르만 반응이 흔히 이용되었지만 현재는 그 원리에 바탕을 두고 개량된 방법과 유리판법(板法)이 이용됨과 동시에 새로운 원리에 바탕을 두는 정확한 방법이 여러 가지 개발되어 있다.

바세르만 반응계(反應系)의 방법은 칼지오라이핀이라는 화학 약품에 대한 반응으로써 구법(STS라고 한다)에서는 매독 특유의 방법이 아니기(비특이 반응) 때문에 그것이 양성으로 나와도 반드시 매독이 아니라 약 10%는 다른 병이라도 양성으로 나오며(위양성), 새로운 방법에서는 매독의 병원체인 스피로헤타를 바탕으로 한(항원으로 한) 반응이기 때문에 그 반응의 매독 특이성이 높다.

그러나 STS법에서도 감염 초기에는 예민도가 높다는 특징이 있어 새로운 방법을 항상 병용하고, 또한 스크리닝법으로서는 뛰어나다.

반대로 오래된 매독에서는 STS쪽이 음성이고 새로운 방법이 양성인 경우가 있다.

가장 직접적인 방법은 스피로헤타에 환자의 혈청을 접촉시켜 보고, 그 운동이 정지하는지 어떤지(정지하면 양성으로 그 환자는 매독이 된다)를 조사하지만 이것은 방법이 복잡해서 일반적으로는 이용되지 않는다.

그 후 형광 항체 염색법(FTA·ABS테스트)등이 발명되었지만 모두 수기(手技)가 복잡하거나 기술이 어렵거나 가격이 비싼 결점 등이 있었다.

그런데 적혈구 응집 반응을 이용하는 방법(TDHA테스트)은 조작이 쉽고 간단하며, 결과도 누구나 정확히 판정할 수 있는 방법이므로 바야흐로 전세계적으로 이용되고 있다.

비특이 반응으로서 위양성으로 나오는 병의 주요한 것으로서는 말라리아(위양성 출현율 100%), 한센병(60%), 히로뽕 중독(20~50%), 이형폐렴(異型肺炎 ; 20%) 등이 있으며 임신만으로도 1%의 출현율이 있다.

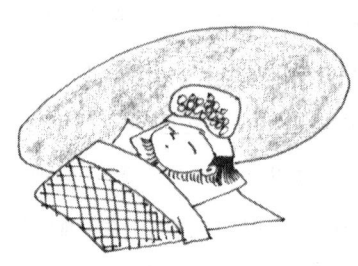

매독(梅毒)의 치료법(治療法)

옛날부터 매우 수많은 약이 이용되고 그것들 중에서는 요오드나 수은 제제가 비교적 잘 듣기 때문에 사용되어 왔지만 이것들도 효과는 별로 없고 여러 가지 부작용이 강해 곤란해하고 있었다.

그런데 1909년 독일의 에르리히라는 학자가 당시 동양에서 유학중인 H 씨와 함께 살바르산(소위 606호)이 매독에 매우 잘 듣는 사실을 발견하고, 당시는 이것으로 매독 문제는 해결할 수 있었다고 생각되었다.

그리스도교의 일부 사람들로부터는 매독은 나쁜 짓을 한 사람에 대한 신의 벌로 그것이 그렇게 간단히 치료되어서는 성도덕이 한층 문란해져 버린다고 제조 발매에 관한 금지운동이 일어났을 정도였다.

그런데 다행인지 불행인지 살바르산의 위공(偉功)도 처음에 생각한 만큼 떨치지 못하여 매독은 여전히 그 가공스러움을 누리고 있었다.

1921년에는 창연에서 만든 약도 효과가 있음이 발견되어 그 후는 살바르산과 창연제 2가지를 주체로 하고, 거기에 수은제(水銀劑)나 요오드를 적당히 병용하는 방법이 한결같이 이루어져 왔다.

　그후 페니실린이 국내에도 들어와서 그것이 매독에 잘 듣는 사실을 알고 현재는 페니실린이 치료의 중심이 되고, 이 주사가 불가능할 경우에는 세팔로리진이나 에리트로마이신 등이 대용되고 있다.

　치료 개시의 시기는 빠를수록 좋은 것이 물론이다.

　이것은 매독에만 한정된 것은 아니지만 매독의 경우는 특히 이 점이 중요해서 빠르면 적은 양의 약으로도 가능하며 또한 완전히 치료할 수 있다.

　그것이 늦어지면 대량의 약을 사용해도 치료가 더디고, 더구나 아무리 주사해도 치료되지 않다가 마침내는 평생 혈청매독반응이 음성이 되지 않는 경우조차 있다.

　이런 것을 항요성 매독(抗療性梅毒)이라고 한다.

　여기에 대해서는 다음 항에 자세히 이야기하기로 한다.

　빠른 시기라고 해도 이 병을 확실히 진단할 수 있는 것은 초기경결(初期硬結), 혹은 경성하감(硬性下疳)이 생기고 거기에서 스피로헤타가 발견되고 나서이다.

　3주일 정도 지난 후이지만 이 무렵에 페니실린을 1일 30만 단위 혹은 60만 단위를 연일 주사하여 10일 간 모두 240만~480만 단위를 이용하면(이 정도가 1크루라고 불리는 양이다) 거의 100% 완전히 치료된다.

　또한 혈청 반응이 양성이 되는 것은 5~6주일 지나고 나서로 이 시기까지를 혈청 음성기라고 하지만, 이 무렵이라도 아직 대개 같은 치료 성적을 얻을 수 있다.

이 이후가 되면 증상은 치료되어도 혈청반응이 양성으로 남는 것이 나오지만 3개월 정도까지는 아직 괜찮은 편으로 95% 정도 치료된다.

그 이후가 되면 2크루나 3크루 실시해도 성적이 나빠지고, 1, 2년 지나고 나서의 것에서는 치료율이 80% 정도, 3년 이상 지난 것, 즉 제3기 이후 혹은 만기 매독이 된 것이라면 반 이하로 내려간다.

이와 같이 해서 완전히 치료되지 않고 남은 것이 항요성이 되고, 현재는 이런 매독이 많이 남아 있어 최근의 환자는 거의 이런 사람들 뿐이다.

페니실린을 이용하는 경우 반드시 주사하지 않아도 되고, 좋은 페니실린 내복약도 나와 있어 이것을 복용해서 치료할 수도 있다.

양은 주사의 2배, 3배를 필요로 하고 예컨대 바이실린 V80만 단위(1일 4회로 나누어 복용한다)를 15일 간 계속한다.

또한 세포르나 에리트로마이신이라는 내복약으로도 치료할 수 있고, 이런 내복약은 어린이 매독의 치료에 적합하다.

더구나 치료가 늦어져서 치료되기 어려운 경우는 페니실린 주사를 1주일 2회로 해서 1크루의 기간을 길게 하는 방법이 이용된다.

이런 경우에는 1크루가 20주일, 즉 약 5개월 정도라는 오랜 기간이 된다.

이런 치료에 있어서 주의해야 할 점이 있다.

처음 1, 2회의 주사 후에 반 이상의 사람에게 열이 나고 두통이 있으며 동시에 경성하감이나 피부 발진이 오히려 나빠지는 경우가 있다.

이것을 헤르쿠스하이멜반응이라고 부르고 있다.

이것은 왜 일어나느냐 하면 그런 약으로 몸 속에 있는 많은 스피로헤타가 죽기 때문에 거기에서 나오는 독소가 한 번에 다량으로 체내에 퍼지기 때문이다.

이것은 특별히 걱정할 필요없이 곧 치료되지만 이것을 가볍게 하기 위해서 약한 약(창연제 등)을 이용하여 조금씩 스피로헤타를 죽여 두고 나서 페니실린 등을 이용하도록 한다는 방법도 있다.

심장이나 혈관 등이 매독에 침범당해 있을 때에는 특히 이런 주의가 필요해진다.

또 한 가지 주의해야 할 점은 혈청 반응이라는 것은 치료 후 곧 음성이 되는 것이 아니고 2, 3개월 지나고나서 음성이 되는 경우가 많다는 것이다.

곧 조사해서 음성이 되지 않으니까 좀더 치료를 계속한다는 것은 쓸데없는 경우도 있다는 것이다.

경우에 따라서는 몇 년이 지나고 나서 음성이 되는 경우조차 있다. 또한 한 번 음성이 되었다고 해서 안심하고 있으면 그 후 다시 양성이 되는 경우가 있으므로 치료해서 나아도 그 후 2년 간 정도는 가끔 혈액을 검사해서 음성이 계속되고 있음을 확인해 둘 필요가 있다.

만일 다시 양성으로 나오는 경우가 있었다면 다시 치료해야 한다.

더구나 환자 자신이 지켜야 하는 주의로서는 특별히 얘기한 감염하는 경로를 잘 알아두고 다른 사람에게 옮기지 않도록 하는 것이 중요하다.

 내장까지 심하게 침범당했을 때는 안정 외에도 여러 가지 주의가 필요하다.

 그러나 국부 뿐일 때는 안정의 필요는 없고 특별히 금해야 할 음식물도 없다.

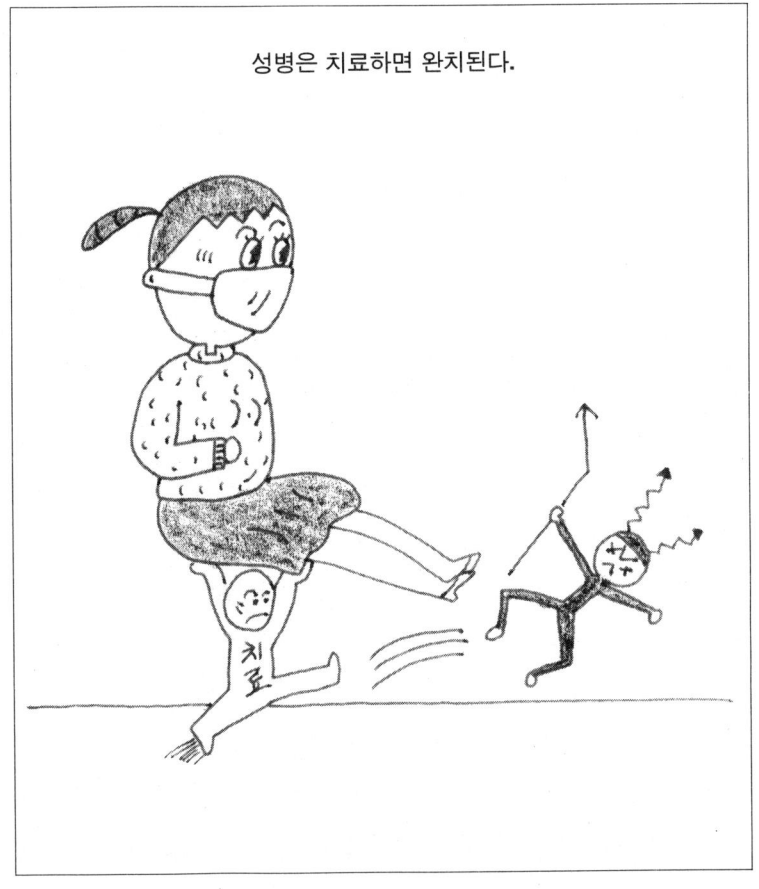

항요성 매독(抗療性梅毒)과 치료 대책

  이것은 앞에도 얘기했듯이, 또한 그 이름에 나타나 있듯이, 치료에 저항하는 매독이라는 의미이다.
  구체적으로 말하면 아무리 페니실린 등을 주사해도 혈액 반응이 음성이 되지 않는 상태가 된 매독을 가리키고 있다.
  물론 이런 경우는 음부를 비롯한 몸 구석구석에 생긴 병변은 치료되어 있어 자세히 진찰해도 혈청 반응만 조사하지 않으면 보통 사람과 다를 바는 없다.
  이런 매독은 이전부터 있었지만 페니실린을 충분히 사용할 수 있게 된 후 특히 눈에 두드러지게 되었다.
  그것도 단지 그 비율이 늘어났다고 할 뿐만 아니라 실제의 수도 늘어나 있는 것 같은데 그 이유로서는 다음과 같은 점을 생각할 수 있다.
  그 하나는 전쟁에 나가서 매독에 걸려 치료되지 않은 채 방치하고 있었다는 사람이 많고, 이런 사람한테 옮은 아내 내지는 그 밖의 사람들, 더욱이 거기에서 태어난 선천 매독의 아이도 당시 치료가 불충분했기 때문에 현재 항요성(抗尿性)이 되어 남아 있다고 하는 것이다.

또한 1명의 사람으로부터 임병과 매독 양쪽을 옮기는 경우가 있지만 처음은 임병의 증상만이 나타나기 때문에 임병 치료로서 페니실린 주사를 120만 단위 정도 맞고 임병은 치료되어 안심하고 있으면 그 정도의 페니실린의 양으로는 매독이 치료되지 않는 경우가 있다.

이런 사람도 치료의 시기를 놓쳐 나중에 우연히 발견되었을 때는 항요성이 되어 있다.

이와 같은 일은 페니실린 출현 이전에는 없었지만 현재는 이렇기 때문에 임병에 걸렸을 때는 매독에도 걸려 있지 않은지를 주의할 필요가 있다.

또 한 가지도 페니실린에 관계가 있어 그것이 범용되고 있기 때문이라고 생각된다.

최근의 매독은 국부에 아무것도 생기지 않고 어느 사이엔가 이것에 걸려버리는 경우가 있다는 것이다.

이것은 매춘 방지법이전의 매춘부의 정기적 검진으로 이렇게 옮을 수도 있음을 알았다.

더구나 특별히 얘기했듯이 매독 혈청 반응의 검사법이 최근은 철저해져서 예전에는 음성이라고 판정되고 있었던 것까지 양성으로 나오게 된 점도 약간 관계하고 있을지도 모른다.

항요성이 되어 버리면 이것을 어떻게 해야 좋으냐 하는 것은 상당히 어려운 문제이다.

이렇게 되기 전에 빠른 시기에 충분히 치료해서 혈청 반응까지 음성으로 해 두는 것이 가장 좋은 것임은 말할 필요도 없지만 걸린 사실을 모르고 있다가 훨씬 늦게 발견된 경우는 그런 얘기를 해도 소용없다.

항요성이 된 것의 처치를 생각할 때에 문제가 되는 것은 이와 같이 증상은 완전히 치료되고 있고, 다만 혈액의 반응만이 남아 있는 것이 그 환자에게 있어서 어떤 의미가 있느냐 하는 것이다.

바꿔 말하자면 뭔가 해가 있느냐, 그대로 내버려 두어도 되지 않느냐 하는 것이다.

어떤 사람은 조금 다쳤을 때에 나중에 상처 흔적이 반흔(瘢痕)으로서 남는데 그것과 마찬가지로 이것은 혈청의 상처 흔적으로 반흔이 남아 있어도 그 상처는 치료되었다고 할 수 있는 것과 마찬가지로 반응이 양성이라도 충분히 치료한 후는 아무런 지장도 그 본인에게는 없다고 말하고 있다.

또한 어떤 사람은 이런 환자를 2군으로 나누어서 1군에서는 그 후 다시 한 번 치료하고 다른 1군에게는 아무런 치료도 하지 않고 양 군 모두 1~2년 후에 조사해 본 결과 양성(陽性)의 세기는 모두 상당히 약해져 있고, 또한 양 군(兩群) 사이에 차이는 인정되지 않았다는 결과를 얻어 그 결론으로서 혈액의 반응이 양성으로 남아 있다는 이유만으로 더 치료해야 할 필요는 없을 듯하다고 서술하고 있다.

이 점에 관해서는 여러 사람에 따라 의견이 분분하지만 결국 충분히 치료한 후라면, 가령 반응이 양성이라도 그 사람 개인으로서도 그 후 병이 진행해서 뇌나 신경을 침범하는 일은 없으니까 걱정없고, 타인에 대해서도 병을 옮길 우려는 없다는 의견의 사람이 많은 것 같다.

제7장 매독의 증상과 치료법 · 99

그러나 이렇게 말했다고 문제가 해결된 것이 아니고, 그 충분한 치료라는 것은 어느 정도 양의 주사를 말하는지, 어떤 시기까지 치료하면 그것을 중단해도 좋은지 하는 의문은 여전히 남아 있다.

이런 경우 언제 치료를 중단해야 좋으냐 하는 문제의 하나의 표준은 앞에 얘기한 매독의 반응을 정량적(定量的)으로 실시하는 것으로 치료를 계속해 나가면서 이 검사를 가끔하면 그 수치가 점점 내려가서, 즉 혈액 속에 있는 독(毒)의 정도가 적어져서 어느 시기가 되면 일정 부분에서 그 수치가 고정하는 경우가 흔히 있는데 이런 시기를 치료를 일시 중지한다고 하기도 한다.

이 때의 치료법에는 여러 가지 형식이 있어서 일정하지 않시만, 일례를 들면 페니실린 1회 60만 단위를 20주일 계속하는 것을 1크루라고 하고, 2, 3개월의 간격을 두고 혈액 반응을 검사해서 그것을 반복하는 형식으로 치료한다.

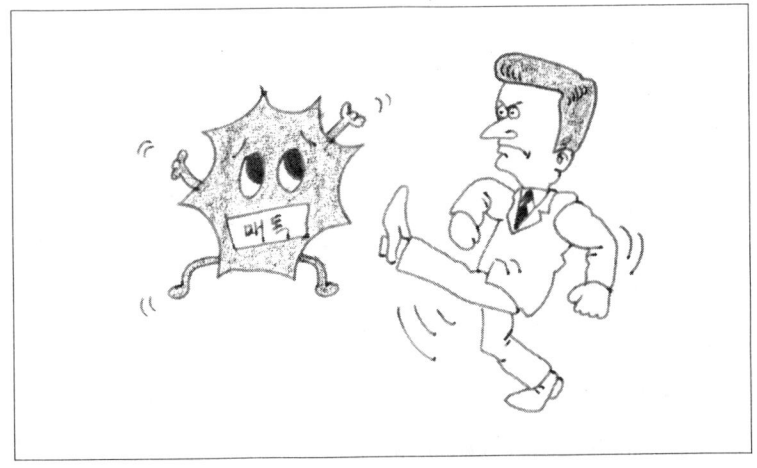

선천매독(先天梅毒)과 치료 대책

'부모의 인과가 아이에게 응보'라는 말이 있는데 이 선천 매독은 그 전형적인 예로 아무런 죄도 없는 아이에게 부모의 매독이 옮아서 태어나기 때문에 아이에게 있어서는 굉장히 억울한 얘기다.

양친, 특히 어머니가 매독에 걸려 있지 않으면 절대로 이런 아이는 태어나지 않을 것이고, 가령 걸려 있어도 임신 중에 충분히 치료하면 이런 일은 일어나지 않기 때문에 더더욱 임신매독(姙娠梅毒)이라는 것이 중요한 문제가 되는 것이다.

그래서 어떤 경로로 선천매독아(先天梅毒兒)가 태어나느냐 하는 점을 확실히 해 둘 필요가 있다.

우선 생각할 수 있는 것은 부친의 정충이나 모친의 난자를 통해서 스피로헤타가 아이에게 전해지는 것이 아닐까 하는 것이다.

이것이 진짜 의미의 유전이지만 이런 일은 일어날 수 없고 그 때문에 유전매독(遺傳梅毒)이라는 말을 피해 선천매독(先

天梅毒)이라고 일컬어지고 있다.

 그렇다면 왜 옮느냐 하는 문제인데 그것은 아이가 어머니의 태내에 있는 동안에 태반(胎盤)의 혈액을 통해 스피로헤타가 태아의 체내에 들어와서 옮는다.

 그리고 그 감염 시기는 임신 6~7개월 경이 가장 많고, 5개월 이전에 태아에게 옮는 일은 거의 없다고 한다.

 만일 임산부가 임신 6~8개월 경에 처음으로 매독에 걸린 것이라면 태아에게 그것이 옮는 일은 매우 드물고, 출산 전 6~8주일에 처음 걸렸다면 절대로 옮지 않는다고 한다.

 또한 태어나는 선천매독아의 증상은 어머니의 매독이 오래 되어 있는 것은 가볍고, 퍽이나 오래 전에 걸리고 나서 몇십 년이 지난 경우에는 건강한 아이가 태어나는 경우도 있다.

 그런데 선천매독아가 성장해서 어머니가 되어 그 모친에게서 선천매독아가 태어났다고 하는 일도 매우 드물지만 있기는 있었다. 때문에 오래되었다고 해서 방심할 수는 없다.

 어머니의 매독이 새로우면 증상이 심해 태어나자마자 곧 죽거나, 태어나기 전에 태아가 죽어버려서 유산, 조산이 되어 버린다.

 임신 7~8개월이 되고 나서 몇 번이나 이런 일을 반복하고 있는 경우의 원인은 매독인 경우가 많다.

 어느 통계에 따르면 매독에 걸려 있는 어머니에게서 태어난 태아 중 78.4%가 유산 또는 사산이고, 16.4%가 생후 곧 사망하며, 5.2%가 계속해서 살고 있었다(이것이 선천매독아)고 하는 것으로 보고되고 있다.

□ 선천매독(先天梅毒)의 증상

 가장 두드러지는 증상은 입 주변의 피부에 방사선(放射線) 모양의 금이 생기는 것으로 이것이 이윽고 반흔(瘢痕)이 되어 남는다.
 또한 손바닥이나 발바닥 등의 피부가 두꺼워지고 잔 주름이 없어져서 반들반들한 것도 특징의 하나이다.
 그 외에 일반적으로 털이 적고, 피부가 전체적으로 두꺼워져서 버석거리고, 잘게 벗겨져 떨어진다.
 무서운 것은 피부에 물집, 농포가 생긴다는 것이다.
 또한 적동색(赤銅色)의 발진이 생기는 한편 점막도 침범당하고 코의 염증이 일어나서 코가 막히고 입 속에도 흰 반점이 생기고 목이 쉬는 경우도 있다.
 뼈가 침범당하는 경우도 있다.
 특유한 증상으로 팔이나 다리의 뼈나 관절에 염증이 일어나고 그 통증 때문에 그것들을 움직이지 못하게 마비되는 경우도 있을 수 있다.
 코의 연골이 위축해서 코가 주저앉아 소위 코가 떨어져 없어지는 상태가 된다.
 또한 심할 때는 내장도 침범당해 지라나 간이 붓고 배가 커진다.
 뇌도 침범당해 그 발육이 장해받아 지능 발육이 늦어져서 귀머거리가 되는 경우도 있다.
 눈도 희고 탁해서 보이지 않는 경우가 있고(실질성 각막염), 또한 치열이 나쁘고 그 모양에 특징이 있어 앞니 끝이 가늘어지고 또 그것이 반달 모양으로 떨어져 있다.

체력도 일반적으로 나쁘고 영양은 쇠약해져 있어 병에 걸리기 쉽고, 지능도 발육하지 않아 어른으로까지 자라지 못하는 경우도 많다.

그러나 가벼운 경우에는 지능도 체력도 보통과 다름없이 완전히 정상인으로서 생활할 수 있는 사람도 있다.

□ 선천매독(先天梅毒)의 진단

전형적인 경우는 앞에서 서술한 증상, 특히 입 주위의 균열, 코막힘, 발바닥의 윤, 이빨 모양 등으로 언뜻 그것임을 알 수 있지만 알기 어려운 때는 뢴트겐으로 뼈 사진을 찍거나 지라나 간의 촉진(觸診)을 해서 조사한다.

어느 경우이든 가장 확실한 진단법은 혈액의 매독 반응(梅毒反應)을 조사하는 것이다.

□ 선천매독(先天梅毒)의 감염

앞에 서술했듯이 태 내에서 감염했을 경우를 선천매독이라고 하지만 드물게는 출산 직전 또는 그 후에 어머니가 매독에 걸려서 젖을 통해 그것을 아이에게 옮겨 선천매독과 같이 보이는 경우도 있다.

이런 경우는 유모로부터도 일어날 수 있는 일이다.

한편 선천매독아에게서 다른 사람에게 옮기는 경우도 있어서 특히 입 주위의 균열, 콧물, 축축해 있는 피부의 발진 등 중에는 스피로헤타가 많이 있어서 이런 아이에게 젖을 물리거나 뺨 어루만지기, 그 외의 여러 행위로 인해 어른이 옮는 경우가 있다.

이 심한 예로서 여동생의 선천매독아에게 젖을 준 언니가 매독이 옮은 후 그것을 그 남편에게 옮겼다는 경우도 보고되고 있다.

선천매독을 갖고 있는 여성이 결혼했을 경우 그 아이가 선천매독이 되느냐 어떠냐 하는 것이 문제이다.

앞에서도 얘기했듯이 매독은 오래되면 오래될수록 그 감염력은 약해져서 성교에 의해 옮을 가능성은 적다.

10년 이상 지나면 제로라고 생각해도 좋다.

그러나 태아에게 옮는 경우는 혈액을 타고 가기 때문에 사정이 조금 다르다.

제2대 선천매독, 혹은 제3대 매독아가 태어나는 경우도 매우 드물지만 없지 않다.

그 아이의 혈액 반응이 음성이라도 매독에 걸려 있는 경우가 있어 잘 조사하면 어머니의 나이나 그 매독의 오래됨과 무관하게 잠복성 선천매독아는 태어날 가능성이 드물지 않게 있다고 주장하고 있는 학자도 있다.

그러나 이상의 사실은 모두 치료를 전혀 받지 않았을 경우이다. 충분히 치료하면 절대로 이런 일은 없다.

이 예방에 대해서는 임산부 매독에 대한 항에서 이야기하겠다.

치료에 대해서는 일반 매독의 치료 방식과 마찬가지인데 다만 주사는 아파하기 때문에 내복용 페니실린이나 에리트로마

제7장 매독의 증상과 치료법 · 105

이신을 먹여서 치료한다.

 조금 커진 아이의 경우, 즉 오래되어 있는 것은 항요성이 되어 있는 경우가 많으므로 그 경우의 치료는 항요성 매독의 항을 참조하기 바란다.

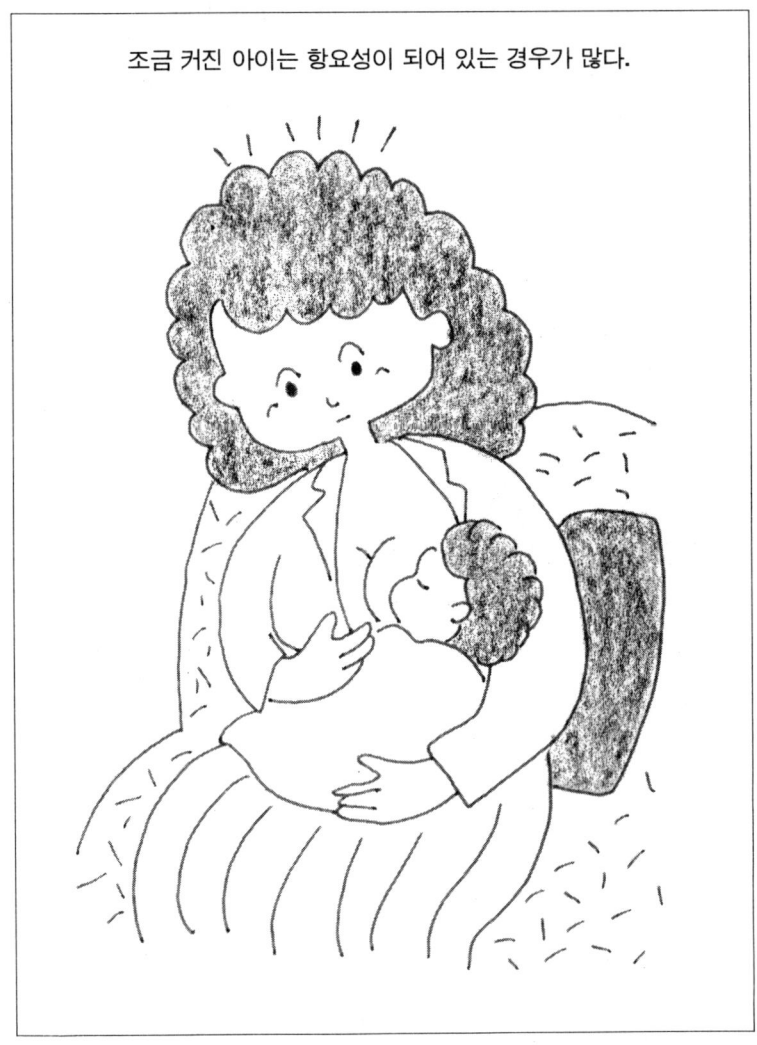

조금 커진 아이는 항요성이 되어 있는 경우가 많다.

임산부 매독(姙産婦梅毒)과 치료 대책

임산부가 매독에 걸려 있으면 앞에서 얘기했듯이 유산, 조산이 일어나기 쉽다.

또한 선천매독아가 태어난다는 점에서 보통의 매독과 달리 특별한 의미가 있다.

더구나 이 때 치료를 하면 가령 어머니의 매독은 완전히 치료되지 않더라도 건강한 아이를 낳을 수 있기 때문에 빨리 발견해서 빨리 치료하는 것이 무엇보다 중요하다.

이 때문에 성병 예방에도 임산부의 혈액 매독반응을 검사해야 하는 것이 정해져 있어 매우 중요한 사항이다.

최근은 입원해서 분만하는 경향이 있기 때문에 이 검사를 받는 율도 올라가고 있는 것 같다.

이런 검사를 많은 임산부에 대해 실시했을 경우 양성인 사람은 2% 정도 발견되고 있고, 어느 통계에서 그때 자신은 매독에 걸려 있음을 알고 있느냐 어떠냐 하는 점을 조사한 결과 약 70%는 몰랐다는 결과가 나왔다.

이것은 매우 중요한 사실로 임산부는 꼭 강제력을 동원해서라도 100% 수검(受檢)하도록 하기 바란다.

그 때의 치료비를 국가가 부담한다고 해도 그 비용은 적은 것이다.

이 정도의 비용은 조산, 유산으로 인한 개인 및 국가의 손해, 반사람 몫의 선천매독아가 있어서 손해되는 사회의 마이너스 등을 생각하면 그것을 보충하고도 충분히 남음이 있다고 생각한다.

이 치료는 임신 초기에 하는 것이 중요하다.

빨리 충분히 치료하면 임산부의 혈액 반응은 음성이 되지 않더라도 건강한 아이를 낳을 수 있다.

임신 말기가 되고나서 매독이 있음이 발견된 경우라도 대량의 약(페니실린이 좋다)을 주사하고 또 태어난 아이도 치료하면 튼튼하게 키울 수 있다.

□ **수유(授乳)의 문제**

앞에서 얘기했듯이 선천매독아에게 젖을 주면 아이의 입 속이나 주위에 있는 스피로헤타가 그 사람의 젖꼭지에 감염하는 경우가 있고, 또 반대로 매독인 사람의 젖을 빨리면 그 젖을 매개로 해서 스피로헤타가 그 아이에게 옮는 경우도 있다.

그러므로 젖을 준다거나 받을 필요가 있을 경우에는 신중히 그 아이나 사람을 선택해야 한다.

선천매독아에게는 그 모친 이외의 사람은 젖을 빨려서는 안된다.

또한 임신 말기에 감염해서 건강한 아이가 태어났지만 모친은 매독에 걸려 있을 때는 그 모친의 젖을 빨려서는 안된다.

한편 그 모친의 매독이 매우 오래되어 태 내에서 감염하지 않고 태어난 아이라면 그 모친의 젖에도 감염력이 없다고 인정되므로 젖을 줘도 상관없다.

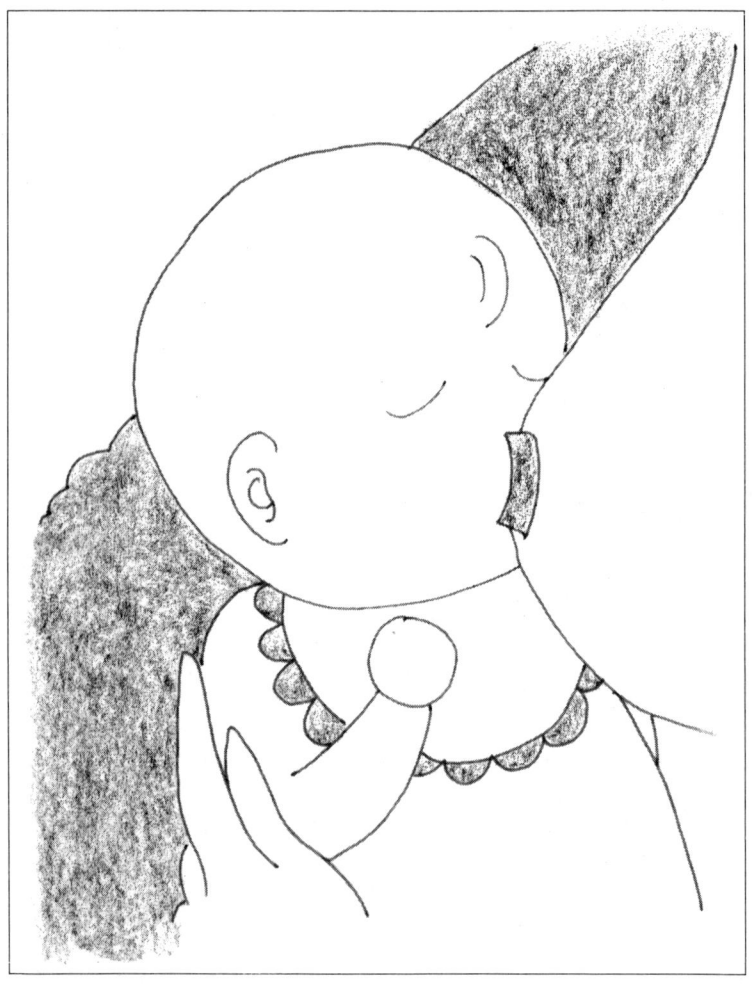

제 8 장

임병(淋病)의 증상과 치료법

앞에서 서술했듯이 이것은 임병이라는 미균에 의해 사람에서 사람으로 옮아 일어나는 병으로, 남성은 주로 요도(尿道)가, 여성은 주로 요도와 자궁경관(子宮頸管)이 침범당한다.

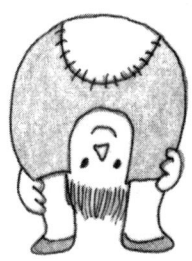

임병(淋病)의 증상(症狀)에 대하여

□ 남성(임균성 요도염)의 경우

임병(淋病)을 갖고 있는 여성과 육체적인 성교(性交)가 있어야 이것에 걸린다.

그 후 2, 3일 지나서 요도(尿道) 끝쪽이 굉장히 가려운 듯한 느낌이 들고, 엷은 고름이 나오기 시작한다.

그 후 1, 2일 지나면 요도가 아파오고 특히 소변을 보는 처음에 강한 통증이 느껴진다.

나오는 고름도 노랗고 진해지며 요도구(尿道口)는 붉게 붓는다.

이것에 걸리고 나서 증상이 나타날 때까지의 동안(잠복기)은 경우에 따라서는 좀더 길어서 1주일에서 10일 정도인 경우도 있다.

또 어떤 사람은 가끔 그것에 옮을 기회가 있어도 쉽게 걸리지 않는데, 어떤 사람은 단 1번의 기회로 옮는 경우도 있다.

이것은 요도구의 모양이나 그 속의 요도 구조와 점막 성질 (点膜性質)의 차이에 의한 것이 원인으로 확실히 우연은 아니라고 생각되는 점이 있다.

대부분의 경우 고름이 많이 나오고 요도가 아프면 그것이 안쪽으로 진행되기 전에, 즉 전부 요도염(全部尿道炎)에 머물러 있는 동안에 페니실린이나 뭔가로 치료되지만 이것을 만일 내버려 두면 점점 더 고름과 통증이 심해진다.

그러나 3주일이 지나면 이런 증상 중 먼저 통증이 계속되어 부기나 고름이 자연히 가벼워지고 만성이 된다.

그러나 염증이 심할 경우에는 요도에만 그치지 않고 그 주변의 조직에 퍼져서 요도주위염(尿道周圍炎)이 되어 음경 전체가 빨갛게 붓고 또한 거기에 고름이 고여서 요도 주위농양(尿道周圍膿瘍)이 되어 그곳의 피부가 찢어져 밖으로 고름이 흘러 나오는 경우가 있고, 또한 림프관의 염증이 일어나서 음경의 등에 붉은 줄이 나타나 보이고, 넓적다리 죽지의 임파선이 붓는(임균성 가래톳) 경우도 있다.

한편 염증이 안으로 진행하면 후부요도(後部尿道)에서 방광에도 퍼지고 이렇게 되면 소변을 볼 때, 특히 그 마지막 통증이 격렬해지고 소변이 매우 잦아지고 피가 섞이며 더욱이 전립선, 정낭선, 부고환에도 임균이 들어가서 그곳에 염증을 일으켜 붓고 아프며, 고열이 나게 된다.

더욱이 혈관을 타고 멀리 떨어진 관절에 번져서 관절염이 되거나 심장의 내막(內膜)에 대해 심내막염(心內膜炎)이 되는 경우도 있고, 눈에 임균이 들어가면 풍안(風眼)이 된다.

그러나 앞에서도 말했듯이 현재는 이와 같이 심해지기 전에 치료해 버리기 때문에 이런 심한 증상을 보는 일은 거의 없고, 만성임균성 요도염(慢性淋菌性尿道炎)이라는 것도 없어졌다.

□ 여성의 경우

여성의 경우는 요도 뿐만 아니라 자궁 경관도 침범당하기 때문에 증상이 남성의 경우에 비해 복잡하다.

요도에 임균이 붙어서 임균성 요도염(淋菌性尿道炎)이 된 것의 증상은 남성의 요도염과 마찬가지로 역시 옮을 기회가 있고 나서 수 일 지나 요도가 아프고, 특히 소변을 볼 때에 아프고 또 거기에서 고름이 나오게 된다.

여성은 요도가 짧기 때문에 방광염이 되기 쉽고 더욱이 거기에서 요관(尿管)을 타고 임균이 신장(腎臟)까지 올라가 신우염을 일으키는 경우도 있다.

신우염이 되면 옆구리부터 등에 걸쳐서 통증, 고열이 난다.

이 때의 열은 아침은 낮고 저녁 무렵이 되면 38℃부터 39℃ 정도까지 올라간다는 형태(弛張熱 ; 이장열)를 나타낸다.

그러나 남성의 경우에도 얘기했듯이 최근은 페니실린 등으로 조기에 치료해 버리기 때문에 방광염이나 신우염이 되는 경우는 매우 적어졌다.

한편 자궁이 침범당할 경우는 질 내에 튀어나와 있는 부분, 즉 자궁경관에 염증이 일어나서 임균성 자궁경관염(子宮頸管炎)이 된다.

언뜻 생각하면 질 내에 정액과 함께 사정된 임균은 질 혹은 음문에 붙어서 염증을 일으킨 듯이 보이지만 이 주변은 점막이 매우 튼튼하기 때문에 임균이 붙을 수가 없다.

　단, 사춘기 전의 소녀는 그곳의 점막이 약하기 때문에 임균이 쉽게 붙어서 음문질염(陰門膣炎)이 되는 사실은 앞에서 얘기한 바와 같다.

　자궁경관염이 되면 질 안쪽에 뜨거운 느낌이 있고, 냉이 늘어나고 노란 고름이 된다.

　염증이 좀더 진행하면 자궁체부(子宮體部)에 이르러 자궁내막염(子宮內膜炎)이 되고, 이렇게 되면 아랫배에 짓누르는 느낌이나 둔한 통증이 일어나게 된다.

　더욱 진행하면 난관염(卵關炎)이 되어 옆구리가 아프고 거기에서 나온 임균은 복강(腹腔) 속으로 들어가서 복막염(服膜炎)이 되는 경우도 있다.

　이 경우에는 아랫배를 중심으로 해서 배 전체가 아프고 고열도 나서 중태가 되지만 여기까지 진행되는 경우는 최근엔 거의 없다.

　냉이라는 것은 다른 여러 가지의 원인에 의한 병(소위 부인병)으로 드러나기 때문에 이것으로 고민하고 있는 여성은 많지만 임균 이외의 것이 원인이 되고 있는 경우는 임균 때만큼 고름이 진하지 않고, 색도 흰 빛을 띠며(농성이 아니고 점액성) 양도 많지 않다.

　임균 이외의 원인으로서 다른 미균의 경우도 있고 트리코모나스라는 원충(原虫)인 경우도 있다.

　트리코모나스라는 것은 원충이라고는 해도 역시 현미경이 아니면 보이지 않을 정도의 작은 것이다.

　몸의 일부에 편모(鞭毛)라고 불리는 꼬리와 같은 털이 나 있어 돌아다니고 있으므로 현미경으로 보면 곧 알 수 있다.

이 때의 냉에는 거품이 섞여 있다.

더구나 주의해야 할 점은, 사실은 병이 아니고 그 사람의 체질에 따라 보통보다 냉이 많은 사람, 혹은 그런 시기가 있다는 것이다.

자궁 경관에서의 분비물은 월경 주기와의 관계로 보면 난포기(卵胞期) 마지막부터 배란기에 걸쳐서(대개 월경과 월경 중간의 시기) 늘어나는 것으로 이 시기의 경관 분비물(頸管分泌物)은 냉과 마찬가지로 보이지만 병적인 것이 아니다.

양에 있어서 개인차는 있지만 누구나 있는 것이므로 이런 사실을 잘 모르는 젊은 여성들 중에는 이것을 병으로 믿고 고민하는 사람이 있다.

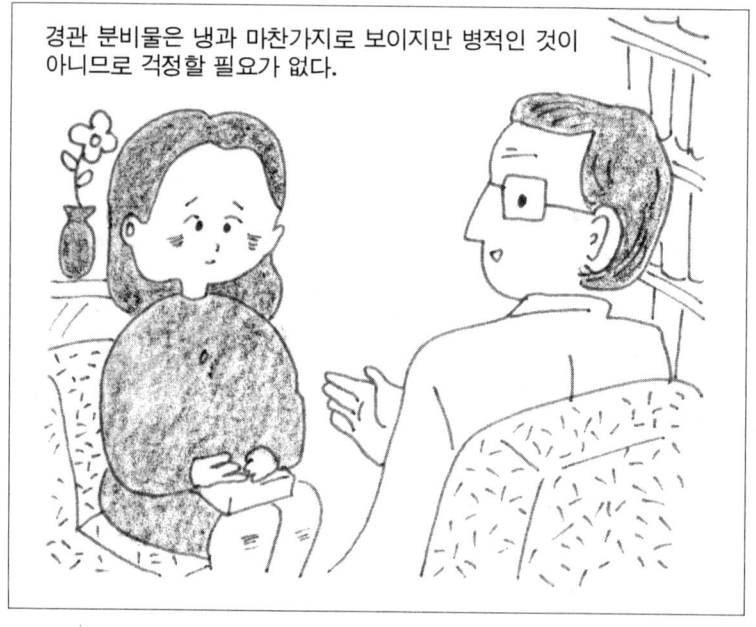

경관 분비물은 냉과 마찬가지로 보이지만 병적인 것이 아니므로 걱정할 필요가 없다.

임병(淋病)의 진단(診斷)

 이것에 옮을 기회가 있었는지 어떤지의 여부, 즉 이것은 목욕탕 등에서 간단히 옮는 것은 아니기 때문에 임병을 갖고 있는 듯한 이성과 육체적 교섭이 있었느냐 어떠냐 하는 문제가 하나의 관건임은 물론이다.
 만일 그런 기회가 없었다면 가령 비슷한 증상이 있었다고 해도 그것은 요도염(尿道炎)이라도 임병(淋病)은 아니다.
 다음은 증상이 참고가 되는 것으로 요도가 매우 아프고 노란 고름이 많이 나오는 것 같으면 대개 틀림없다.
 임병이라는 사실을 결정적으로 진단하기 위해서는 고름이나 소변 속에서 임균(淋菌)을 발견해내는 것이 가장 중요하고 필요한 일이다.
 특히 최근은 나중에 애기할 비임균성 요도염(尿道炎)과의 구별을 필요로 하는 경우가 많기 때문에 한층 중요하다.
 임균 검사에는 현미경으로 발견하는 법과 배양기(培養器)에 배양해서 조사하는 법의 2가지가 있고, 일상은 현미경 검사가 이루어지며 특별히 엄중히 조사할 필요가 있을 때에 배양해 본다.

임균을 찾아내는 재료로서는 고름과 소변이 있지만 고름쪽이 확실하다.

특히 소변을 오랫 동안 보지 않은 후, 예컨대 아침에 일어나서 곧 요도에서 나오는 고름에서 흔히 발견된다.

이 고름을 유리판에 바르고 그것을 색소로 물들이고(레프렐 염색)나서 현미경으로 보는 것으로 이 조작은 매우 간단해서 1분도 안 걸리지만 거기에 보이는 미균이 임균인지 어떤지를 판별하기는 어려운 경우가 있어 숙련을 요하고 또 다른 염색법(그램 염색 등)을 이용해서 판단의 보조로 삼을 필요가 있을 경우도 있다.

소변을 조사할 때는 소변을 원심참전기(遠心沈澱器)에 걸러서 생긴 침사를 유리판에 바르고 이하는 고름의 경우와 마찬가지로 검사한다.

소변에서 만든 표본 속의 임균은 고름 속의 것보다 보기 어렵고, 또한 다른 미균(요도구 부근에 있는 것) 등이 섞여 있는 경우도 있으므로 판단을 하기 어렵다.

배양법이라는 것은 불에 태워서 멸균한 철사(백금)를 이용해서 고름을 다른 부분의 것이 묻지 않도록 채취해서 그것을 배양기 위에 바르고, 그 배양기를 35℃ 정도의 온도를 유지하고 있는, 산소가 적은 상태의 프랑기 속에 24시간 넣어두고나서 그 위에 자라는 미균을 채취하여 조사한다.

임균은 다른 포도구균이나 대장균 등과 달리 비교적 나기 어려운 것으로 특별히 산소가 적은 배양기가 필요하고 인체를 떠나면 곧 약해져 버리므로 만일 떨어져 있는 검사소에 고름 등의 재료를 보내는 경우는 채취해서 곧 수송용 배양기라는 것 속에 넣어 옮겨야 한다.

여성의 경우 요도염에 대한 검사는 남성과 같지만 경관염 (頸管炎)일 때는 질을 잘 씻고 자궁구에서 나오는 고름을 마찬가지로 검사한다.

찾아내기 어려울 때는 월경 직후에 조사하면 발견되는 경우가 있다.

임병의 경우도 매독 때의 바세르만 반응과 같은, 또 결핵 때의 망투반응과 같은 검사법도 연구되고 있지만 불확실하므로 실용에는 이용되지 않는다.

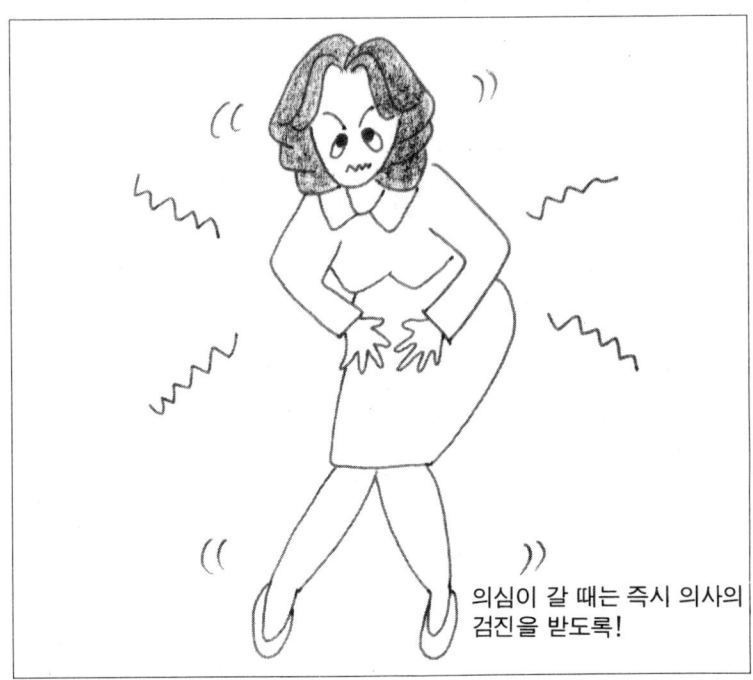

의심이 갈 때는 즉시 의사의 검진을 받도록!

임병(淋病)과 비슷한 병

최근은 임병과 비슷한 증상은 있는데 임병이 아닌 것이 늘어나고 있다.

그 주된 것은 비임균성 요도염(非淋菌性尿道炎)으로 이것은 그 이름대로 임균이 원인이 되고 있지 않는 요도염이라는 의미이다.

이 병에 대해서는 따로 서술하기로 한다.

증상은 그것이 가볍다는 것 외에 임병과 매우 비슷하다.

요도구에서 나오는 고름이나 소변을 현미경으로 검사하면 임병이 아님을 알 수 있다.

또 하나 임병과 구별해야 하는 것에 임병공포증이라고나 이름붙이면 좋을 듯 싶다고 생각되는 것이 있다.

이것은 병도 아닌데 요도가 이상하거나 고름과 같은 것이 나오는 것이다.

자신은 임병이라고 믿어버리고 고민하는 사람의 경우가 있다.

제8장 임병의 증상과 치료법 · 119

이것에 대해서도 따로 이야기하겠지만 역시 고름이나 소변을 현미경으로 검사하면 알 수 있다.

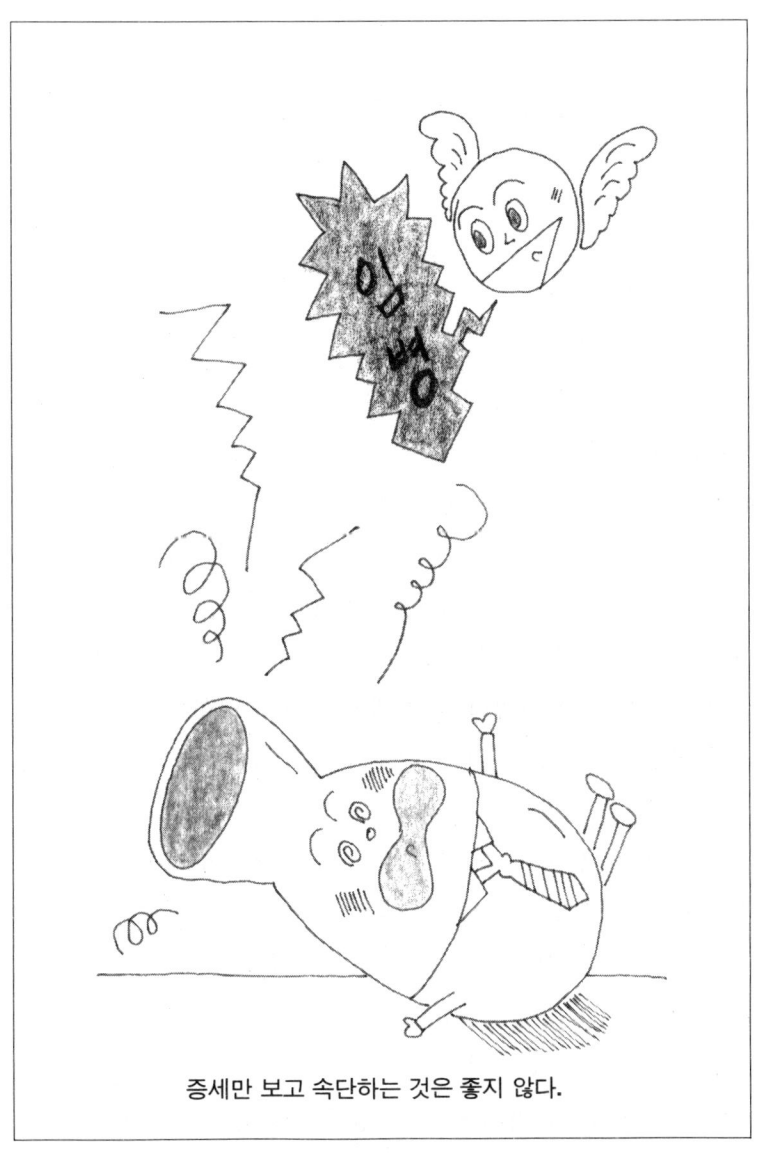

증세만 보고 속단하는 것은 좋지 않다.

임병(淋病)의 치료 대책

 이전엔 임병에 걸리면 요도세정(尿道洗淨)을 중심으로 한 치료를 2~3개월 계속하지 않으면 치료되지 않았지만 1938년 독일의 드마크라는 사람에 의해 술파민제가 발견되어 혁명적 변화가 일어나서 수 일 안에 치료할 수 있게 되었다.
 당시 우리 나라와 가까운 일본에서는 테란폴, 조금 늦게 다이아진 등이 유행했었다고 한다.
 그런데 1944년 영국의 플레밍에 의해 페니실린이 발견되고 나서 더욱 결정적인 효과를 올릴 수 있게 되었다.
 술파민제는 처음엔 잘 들었지만 점점 효력이 나빠져서 최근은 여러 가지로 좋은 술파민제가 생겨 1일 1회 복용하면 충분한 것도 있지만 역시 임병에는 별 효과가 없다.
 이런 이유로 임병 치료는 우선 페니실린 혹은 이것과 비슷한 세파롤리진 또는 스펙티노마이신 등으로 하는 것이 좋고, 더구나 가격도 가장 싸다.
 다만 여기에 한 가지 곤란한 점은 페니실린 쇼크의 문제이

제8장 임병의 증상과 치료법 · 121

다.
　이것은 생명과 직접 관계되는 문제이기 때문에 임병에 걸려도 죽지 않고 또 달리 약이 없는 것은 아니므로 페니실린이 경원당하는 것도 확실히 일리 있다.
　그러나 쇼크가 일어나는 10~20분 이내에 적절한 처치가 취해지면 죽는 일은 거의 없다.
　효과의 점에서 말하면 좋은 약이므로 미련없이 버려서는 안 된다.
　더구나 쇼크를 줄이는 의미로 주사가 아니라 먹어서 효과가 있는 약도 나와 있다.
　이것은 정제(錠劑)로 되어 있어 편리하며 임병은 잘 치료된다.
　다만 주사보다 양을 많이 필요로 하기 때문에 가격이 비싸지고 또한 쇼크가 주사보다 훨씬 적지만 만일 쇼크를 일으켰을 때에 의사가 옆에 있지 않기 때문에 위험하다는 생각도 성립한다.
　주사의 경우는 60만~90만 단위를 1회 주사하면 임균은 6~7시간 중에 사라져서 없어지고 환자의 증상도 훨씬 가벼워지지만, 좀더 확실히 해 두기 위해 이 주사를 매일 1회씩 3일간 계속하는 것이 정석이다.
　정제를 복용하는 경우는 1회 0.5g씩 1일 4회 3일 간 복용하면 치료된다.
　만일 페니실린이 듣지 않는 경우나 위험해서 싫다는 경우에는 윈토마이론, 타오신, 아이로존 등을 1일량으로써 2g을 4회로 나눠서 복용하고, 이것을 3~5일 계속하면 치료된다.

가끔 페니실린을 주사해도 아직 증상이 완전히 치료되지 않고, 요도가 조금 아프거나 고름이 아침에만 조금 나온다는 증상이 계속된다는 경우가 있다.

이런 때에 이것은 페니실린이 임병에 듣지 않는다거나 임균이 페니실린에 대해 내성이 되었다거나 하지만 잘 조사해 보면 임균은 완전히 없어져 있다.

즉, 이것은 임균은 치료되었지만 나중에 단순한 요도염이 남아있는데 불과한 경우가 대부분이다.

단, 극히 최근에는 페니실린 내성(耐性)의 임균(淋菌)도 나오기 시작해서 다른 약을 사용해야 하는 경우도 있다.

내성이라는 말이 나왔기 때문에 여기에서 잠깐 그 의미를 얘기해 둔다.

밤에 잠을 잘 수 없다고 해서 수면제를 매일 밤 복용하고 있으면 점점 효과가 없어져서 양을 늘려야 하게 되어 마침내는 다른 사람이 복용하면 죽어 버릴 정도의 양을 복용해도 아무렇지 않게 되어 버린다.

꼭 이것과 마찬가지로 미균도 같은 약에 항상 접하고 있으면 차츰 그 약에 대해 강해진다.

보통 이용하는 양이나 혹은 다소 양을 늘려도 아무렇지도 않게 되어 버린다.

이런 상태를 미균이 그 약에 대해서 내성이 되었다, 혹은 저항성을 획득했다고 하는 것이다.

이와 같은 미균은 그것을 시험관 속에서 배양하여 처음은 소량의 약을 넣은 배양기 속에 넣고 차츰 그 약의 양을 늘린 배양기 속에 이식해 나감으로써 인공적으로도 만들 수 있다.

그러나 이 현상은 모든 미균이 모든 약에 대해 한결같이 일어나는 것이 아니라 미균과 약의 종류에 따라 그 정도는 가지각색이다.

미균은 페니실린에 대해 내성이 되기 어려워 실제 문제로서 현재 페니실린 내성의 임균이라는 것은 다른 약제에 비하면 적다.

따라서 현재도 우리들은 임병에 대해 안심하고 페니실린을 이용할 수 있다.

그러나 요즘은 내성의 균도 하나 둘 나타나기 시작하고 있는 것 같고, 학회에도 발표되고 있다.

그런 경우는 새로운 항생물질 제제로 바꾸면 곧 치료할 수 있다.

요컨대 현재 아직 임균에 대해 잘 듣는 약은 많이 있어 임균의 치료는 매우 쉽다고 할 수 있다.

이와 같이 페니실린은 임균에 대해서는 아직 위력을 갖고 있지만 포도구균이라는 미균은 페니실린에 대해 내성이 되고 있는 것이 많다.

문명국, 즉 페니실린을 많이 사용하는 나라일수록 페니실린 내성의 포도구균이 많아 한때 이 내성 포도구균이 중대한 문제가 된 적이 있었다.

얘기가 상당히 빗나갔지만 임병을 치료하는데 환자 자신의 주의로서는 극소의 안정을 지키고 자극물을 섭취하지 않는 것 등이다.

이것을 좀더 구체적으로 말하면 육체관계를 비롯한 성적 흥분, 격렬한 노동, 자전거나 말을 타는 것, 술을 마시는 것도 좋지 않다.

한편 물이나 차 등을 많이 마시는 것은 고름을 씻어내는 의미에서 좋다.

그러나 요즘과 같이 수 시간에 임균이 사라져버리는 시대에는 이런 사항들을 지킨다고 해도 고작 2~3일에 끝난다.

목욕탕에 들어가는 것은 나쁘지는 않지만 균이 나와 있는 동안은 다른 사람, 특히 소녀에게 옮길 위험이 있으므로 가장 마지막으로 들어가도록 하고 또한 고름이 묻은 손이나 타월로 눈을 비비면 풍안이 되므로 주의해야 한다.

이상 남성의 임병 치료가 주가 되어 버렸지만 여성의 경우에도 약의 사용법 등 특별히 다른 것은 없지만 남성보다 약의 양을 늘릴 필요가 있다.

다만 소녀의 음문질염은 임균이 없어져도 그 후 좀체로 치료되지 않는 경우가 있다.

그런 때 질 점막을 어른과 같이 튼튼히 하기 위해서는 여성 호르몬을 사용하는 경우가 있다.

더구나 치료에 있어서 주의해야 할 점은 상대가 매독도 갖고 있고 임병과 함께 매독에도 걸려 버렸을 경우이다.

이 경우는 항요성 매독에 관한 항에서도 잠깐 얘기했듯이 페니실린으로 치료하면 임병은 치료되어도 매독은 남아 있어서 모르는 사이에 매독에 걸려 버리는 결과가 된다.

따라서 임병에 걸려서 페니실린으로 치료를 받은 사람은 수 주일 후에 좀더 확실히 해 두기 위해 혈액의 매독 반응을 조사해 두는 편이 안전하다.

임병 공포증(淋病恐怖症)에 대하여

　이것은 앞에서도 잠깐 말했듯이 아무데도 나쁘지 않은데 이 병에 대한 어중간한 지식밖에 없기 때문에 자신은 임병이 아닐까라고 몹시 걱정하고 혹은 자기 혼자서 그렇게 결정하고 그것을 굳게 믿어 버려서 심각하게 고민하고 있는 사람을 말하는 것이다.
　이런 사람들은 의사에게 가는 것이 부끄럽고 또한 임병이라는 진단이 나오는 것이 무서워서 마을 약국에서 상담하고 비싼 약을 사 복용하는 경우가 많은 것 같다.
　이 경우 젊은이에게 많은 것과 그보다 연상(年上)인 경우의 2가지 형으로 나눌 수 있다.
　그 하나는 성 지식이 충분치 않은 틴 에이저로 요도에서 분비물이 나오거나 다음에 얘기할 몽정(夢精)이나 유정(遺精) 등이 있었을 경우 등에 그것을 고름이라고 착각하고 요도에서 고름이 나오는 것은 임병이라고 혼자 단정해 버린다.

□ 몽정(夢精)과 유정(遺精)

밤에 자고 있을 때에 성교하는 꿈 등을 꾸고(단, 이 꿈은 반드시 기억 못한다) 사정하는 것을 몽정이라고 하며, 젊은 남자에게 이것이 가끔 일어나는 것은 생리적인 현상으로 걱정할 필요가 없다.

또한 쾌감도 발기도 없이 정액을 사출해 버리는 것을 유정이라고 하며, 이것은 정상적 상태에서는 일어나지 않는다.

몽정이라도 매일 밤 일어난다면 그것은 병으로 이 원인에는 후부요도 부근의 병, 척수의 병 등이 있다.

그러나 대부분은 그런 확실한 원인은 없고, 과도한 성교나 수음, 장기에 걸친 금욕, 정신적 혹은 육체적 과로, 노이로제 등에 의한 경우가 많아 이런 점들을 고치면 치료되는 것이 대부분이다.

이것과 비슷해도 다른 것에 정액루(精液漏)라고 불리는 것이 있다.

이것은 정액 중의 극히 소량이 새는 상태를 말하지만 대부분의 경우 전립선 분비액이 새는 것이다.

배변 후에 흔히 일어나는 것으로 반드시 병적인 것이 아니고 특히 임병과는 관계없다.

전립선 분비액이라는 것은 앞에도 말했듯이 정충과 정낭선 분비액과 함께 정액 성분의 하나이다.

보통은 사정 때 이외에는 나오지 않지만 전립선을 강하게 압박하면 나오는 것이다.

의사들이 진찰할 때 손가락을 항문에 넣어 전립선을 강하게 마사지해서 이것을 밀어내어 채취할 수 있다(이것을 현미경으로 조사해서 전립선병 진단에 유용하게 이용한다).

사람에 따라서는 이것으로 비교적 나오기 쉬운 사람도 있어 그런 사람은 대변이나 소변을 볼 때 힘을 주기만 해도 전립선이 압박당해 나오는 경우가 있다.

특히 금욕생활을 계속한 후에는 나오기 쉬워 이것은 마치 우유와 같기도 하고 고름과 같이도 보이므로 걱정하는 것이다.

더구나 또 하나 요도에서의 분비액인데 이것은 성적으로 흥분했을 때에 나오는 것으로 물과 같이 투명하고 매우 점성이 있어 실처럼 늘어진다.

이것도 완전히 정상으로 임병과는 무관계하다.

또 하나의 형은 조금 더 연령이 위인 사람에게 많은 것으로 소변을 볼 때 가끔 좀 아프거나, 소변을 컵에 담아 보면 임사(淋糸)가 떠 있는 경우로 걱정하고 있는 사람들이다.

물을 적게 마시거나 여름에 땀을 많이 흘릴 때는 소변이 진해지지만 그런 때는 건강한 사람이라도 요도가 조금 아릿한 경우가 있고 특히 조금밖에 고여있지 않는 진한 소변을 억지로 짜낼 경우에는 그런 강한 통증을 느끼는 경우도 있다.

더구나 그런 사람은 그 통증이 배뇨(排尿) 때 매번 느끼는 것이 아니고 몇 달에 1번이라는 정도(아침의 제1회가 많다)로 만일 정말로 요도에 염증이 있다면 매번 아플 테니까 이것만으로도 이상하다고 생각된다.

또한 임사(淋糸)의 얘기인데 이것은 소변 속에 떠 있는 흰 옷 보푸라기와 같은 것으로 만성 임병이 오래 계속되고 있는 경우에 흔히 나온다.

옛날에 병이 있었던 환자가 치료되었는지 어떤지 판정할 때에 표준으로 삼는 것이다.

그런 이유로 임사라고 이름붙여져 있는데 이것은 요도벽에서 벗겨진 상피세포(上皮細胞)나 요도분비액(尿道分泌液) 등이 합쳐져서 요도벽의 주름 사이에서 덩어리진 것 같은 때에도 생기는 것이다.

완전히 건강한 사람에게서도 가끔 같은 것을 볼 수 있으며 육안으로 봐서는 병적인 것과 구별할 수 없다.

현미경으로 조사해서 그 속에 백혈구나 임균이 발견되는지 혹은 상피세포나 점막 밖에 없는지에 따라 병적인지 어떤지가 결정된다.

또한 이것은 임병 뿐만 아니라 그 이외의 요도염에서도 나오기 때문에 이것을 임사라고 하는 것은 그것이 있으면 자못 임병이라는 식으로 생각되어 특히 비전문가들의 오해를 부르기 쉬우므로 최근은 요사(尿糸)라고 고쳐 불리고 있다.

이런 이유로 인해 요사(임사)가 있다는 사실만으로 임병이라고 결정하는 것은 넌센스라는 사실을 알았을 것이다.

이상과 같은 걱정을 하고 있는 사람의 대부분은 뒤가 꺼림칙한 사람, 즉 아내 이외의 여성과 관계한 남편이나, 의심나는 여성과 육체적 교섭을 가진 사람 등이 그 후에 자신의 실수(?)가 걱정이 되어 주의를 요도나 소변 쪽에 집중하고 있는 경우에 많은 것 같다.

일전에도 병원에 이런 사람이 왔었는데 그 사람은 아내 몰래 혼자서 처리하려고 약국에서 잇따라 비싼 약을 사서 먹어도 좋아지지 않았다고 했다.

의사가 여러 가지로 이야기를 듣고 또 조사한 결과로는 아무데도 나쁜 곳은 없었다.

얘기 상태로는 처음부터 그 때까지 거의 증상은 그대로로 약 때문에 좋아지지 않았던 것이 아니라 처음부터 공포증이었다고 생각된다.

자신이 정말로 병인데 가볍게 생각하고 내버려 두는 것도 안 좋지만 이 사람과 같이 자기 혼자서 병이라고 생각하고 고민하는 것도 좋지 않음은 확실하다.

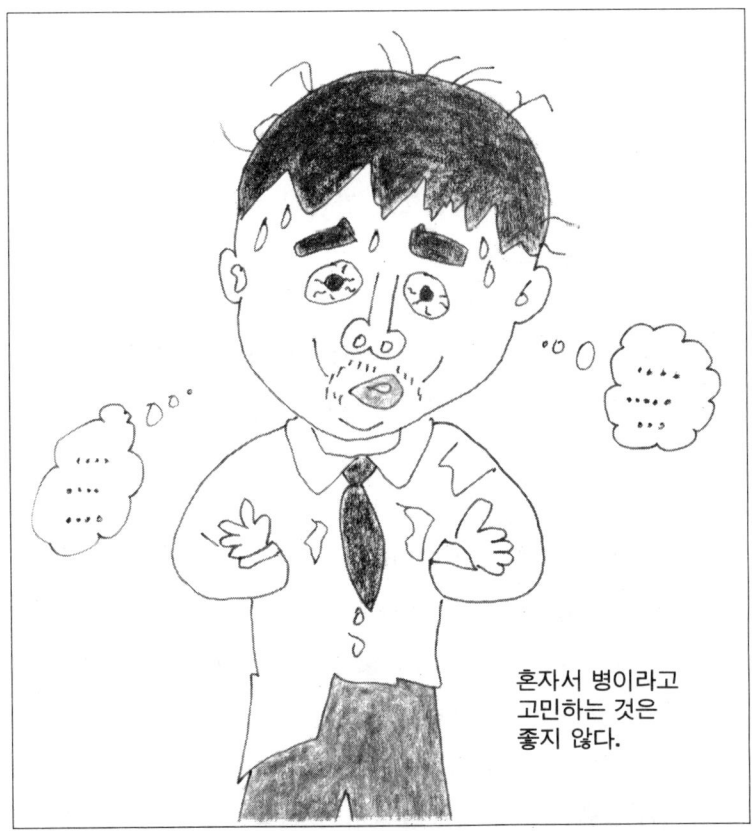

혼자서 병이라고
고민하는 것은
좋지 않다.

비임균성 요도염(非淋菌性尿道炎)에 대하여

　이것은 임병이 아닌 요도염 일체를 말하는 것으로 이전부터 있었지만 임병의 그늘에 가려져 있어 별로 주의되지 않았다.
　그런데 임병이 페니실린으로 간단히 치료되어 수도 줄어들고 나서 페니실린으로 치료되지 않는 요도염이 눈에 띄게 된 것이다.
　실제로 그 수도 늘어났는가 싶더니 임병에 대한 비임균성 요도염의 비율은 해마다 커지고 있다.
　더구나 이 중의 어떤 것은 성병과 마찬가지로 남녀의 육체적 교섭에 의해 옮는 것도 있기 때문에 새롭게 성병으로서 생각해도 좋지 않을까 하고 여겨지고 있다.
　이 경우 그 원인이 되는 미균의 종류는 많지만 포도구균, 연쇄구균(連鎖球菌), 소구균(小球菌), 대장균(大腸菌), 변형균(變形菌) 등이 그 주된 것이다.
　이것들 이외에 바이러스(매우 작은 병원체로 보통 현미경으로는 보이지 않을 정도의 것), 클라미지아(세균과 바이러스의 중간

형)나 트리코모나스(이것은 원충류에 속하는 소동물로 몸의 일부에 편모라는 털이 수 개 나와 있어 이것을 움직여 헤엄쳐 다니며 여성의 질 내에는 병이 아니더라도 흔히 볼 수 있다) 등에 의한 경우도 있다.

일전에 의사를 찾아온 환자는 이런 종류의 요도염으로 그 사람은 비교적 빨리 치료되었지만 부인과의 관계가 한참 계속되면 다시 발병하기를 2, 3년 반복하였다.

부인은 다른 산부인과에서 치료하고 있었으나 도무지 좋아지지 않는 것 같아 마침내 이혼까지 가는 사태가 발생했다.

또 하나의 비임균성 요도염의 종류로서 임병 후에 여기에 계속해서 일어나는 것이 있다.

이것은 임병 치료에 관한 항에서도 얘기했지만 임병을 페니실린 등으로 치료한 후라도 요도에 불쾌한 느낌이 있다거나 고름이 조금 나온다는 증상이 남는 경우가 있다. 이것은 후임질성 요도염(後淋疾性尿道炎)이라고 해서 일종의 비임균성 요도염이다.

이 병을 치료하기 위해서는 우선 그 원인이 되고 있는 병원체가 어떤 것인지를 확인할 필요가 있고, 그것에 대해 가장 잘 듣는 약을 골라서 이용하는 것이 중요하다.

이것으로 치료되지 않을 경우에는 옛날 임병에 대해 흔히 이루어진 요도 세정(尿道洗淨)을 하고, 그 후 약을 요도에 주입하는 방법을 계속할 필요가 있는 경우도 있다.

더구나 이것이 매우 치료되기 어려울 경우에는 적당한 항균제(抗菌劑)를 이용하는 외에, 전립선 속에 미균이 침투하고 있기 때문인 경우가 흔히 있어(만성전립선염의 합병) 이런 때는 전립선 마사지를 할 필요가 있다.

  이것은 항문으로 손가락을 넣어 직장(直場)을 사이에 두고 전립선 부분을 세게 마사지하는 방법이다.

  의사는 손가락이 피곤하고, 환자는 상당히 아프고 또한 기분이 나쁘지만 참아야 한다.

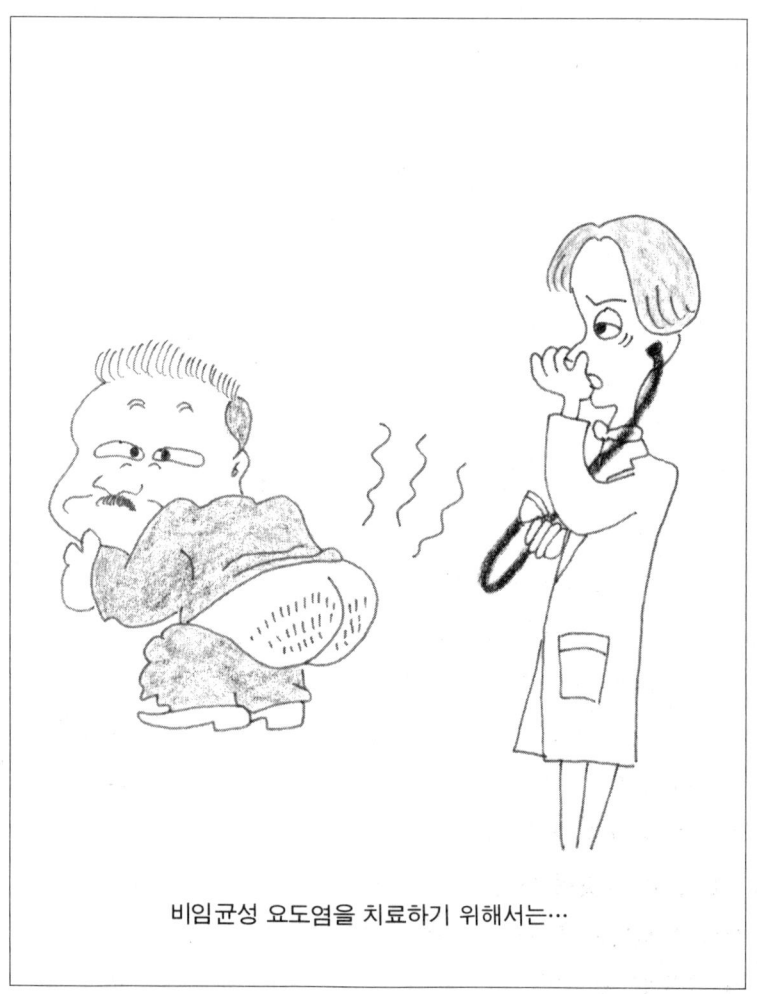

비임균성 요도염을 치료하기 위해서는…

비요도염(非尿道炎)과 바르톨린선염(腺炎)에 대하여

남성에게는 요도구 양 옆에 분비액을 내보내는, 눈에 보이지 않을 정도의 구멍이 있지만 여기에 미균이 들어가서 염증을 일으킨 경우를 부요도염(여성의 경우는 스킨선염)이라고 한다.

이것은 그곳이 빨갛게 붓고 그 중앙에 작은 구멍이 보이며 거기에서 소량의 고름이 나오지만 심한 통증은 없다.

대부분의 경우 거기에 들어오는 미균은 임균으로 임병의 치료 방법으로 치료된다.

또한 여성의 경우에는 칠 입구 양쪽이 붓는 바르톨린선염(腺炎)이라는 것이 있지만 이것도 같은 것이다.

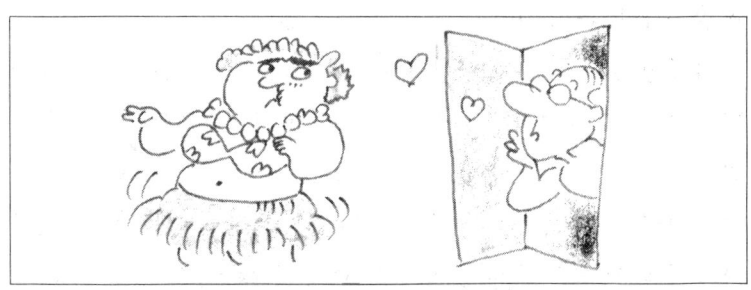

부고환염(副睾丸炎)에 대하여

    임균이 요도에서 안쪽으로 들어가 정관을 타고 더욱 진행하면 부고환에 이르러 거기에 염증을 일으킨다.
    이 때는 그곳이 매우 아파서 자고 있는 옆을 사람이 지나가도 그것이 울려 아플 정도로 음낭이 빨갛고 열이 나며 크게 붓고 고열도 난다.
    임균 이외의 것도 부고환염이 일어나지만 이 때는 이 정도 급성은 아니다.
    특히 그것이 결핵성일 경우는 거의 아프지 않고 목욕탕 속에서 음낭을 씻다가 딱딱한 응어리가 있음을 발견하고 비로소 진찰을 받는다고 하는 정도의 경우가 많다.
    임균성의 것을 치료하기 위해서는 국소의 음낭을 차게 하거나 안정을 취하는 것 등 이외에는 임균성 요도염의 경우와 마찬가지로 페니실린 등으로 치료된다.
    그러나 이것이 양쪽에 일어나면 그 후 정충이 지나는 길이 막혀 버려서 남자 불임증이 되는 경우가 많고, 이런 불임증(不

妊症)은 치료하기가 거의 불가능하다.

그러나 다행히 이런 증상은 최근 거의 없어졌다.

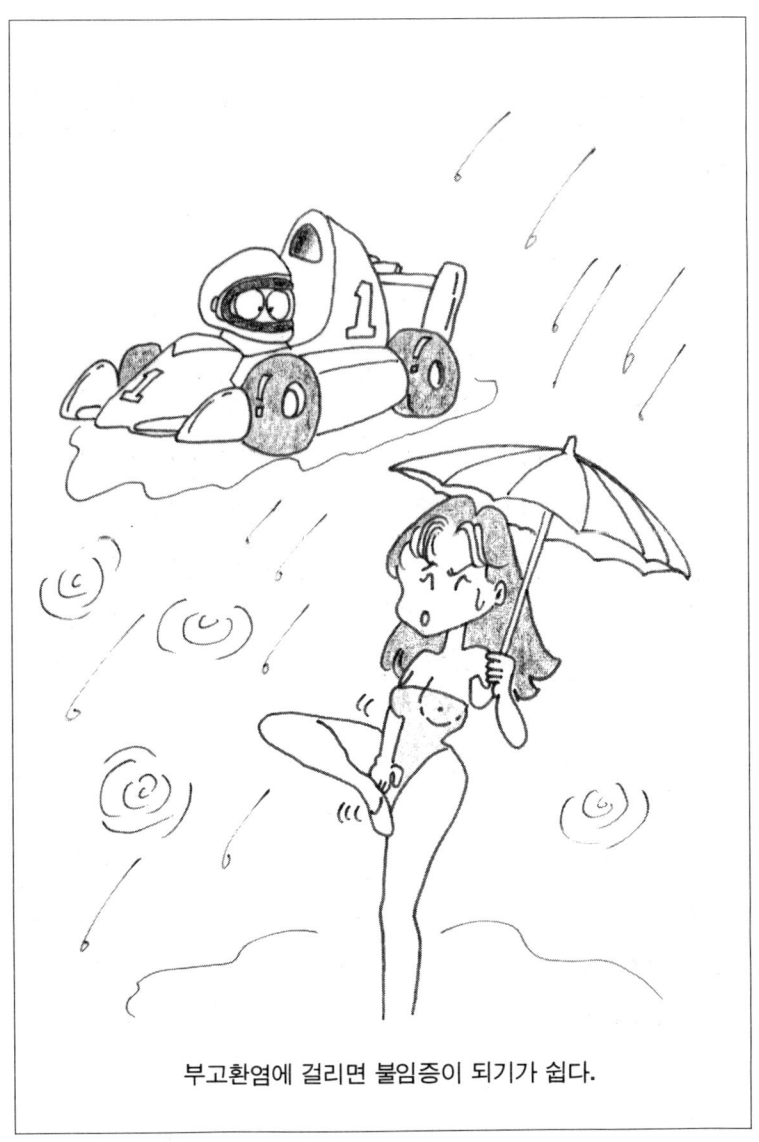

부고환염에 걸리면 불임증이 되기가 쉽다.

농루안(膿漏眼 ; 풍안·임균성 결막염)에 대하여

이것에는 자신에게 임병이 있어서 그 고름이 묻어 있는 손가락으로 눈을 비벼서 일어나는 것과 가족 중에 환자가 있어서 그 사람이 사용한 타월 등으로 아이에게 옮긴 것과 출산 때에 질 속의 임균이 신생아의 눈에 들어가서 옮는 것(신생아 농루안)이 있으며, 모두 옮고 나서 2~3일 지나면 눈꺼풀이 심하게 붓고 붉어지며 통증이 심해 눈을 뜰 수 없어지고 고름이 끊임없이 많이 나오게 된다.

이것을 방치해 두면 병이 더욱 안쪽으로 진행해서 마침내 눈이 멀어 버린다.

이전은 이와 같이 해서 눈이 보이지 않게 된 사람이 많았지만 최근에는 전혀 볼 수 없게 되었다.

치료법은 페니실린을 점안(点眼)함과 함께 주사를 맞음으로써 잘 치료된다.

요도협착(尿道狹窄)에 대하여

　이것은 임병으로 요도의 점막이 심하게 짓무르고 그것이 나중에 치료될 때에 쥐가 나서 오므라들어 요도가 가늘어지는 결과 소변이 나오기 어려워지는 병이다.
　더구나 선천성으로 요도가 가늘거나 요도에 외상을 입은 후나 결핵성 요도염 후에 일어나는 경우도 있다.
　단, 여자에게 일어나는 경우는 거의 없다.
　임병 후에 일어나는 것은 임병에 걸리고 10년 이상이나 지난 후 좁아지는 경우가 많다.
　중년 이후에 많은 것으로 남성이 50세를 넘고 나서 일어나는 전립선 비대증이라는 병과 연령도 증상도 비슷하기 때문에 곧잘 혼동된다.
　사실은 전립선 비대증은 성병과는 아무 관계가 없는데 그것을 임병 후의 요도 협착으로 착각하고 젊은 시절의 도락의 응보라고 포기하는 사람이 흔히 있다.
　이것들은 진찰해서 뢴트겐 사진을 찍으면 곧 알 수 있는 것이다.

 요도 협착이라면 부지 요법(療法)이라는 치료로 낫고, 전립선 비대증이라면 수술하면 잘 치료되어 소변이 기분좋게 나오게 된다.

 더구나 이 요도협착은 페니실린 등의 덕분으로 최근엔 적어진 반면에 전립선 비대증 쪽은 매우 늘어나고 있다.

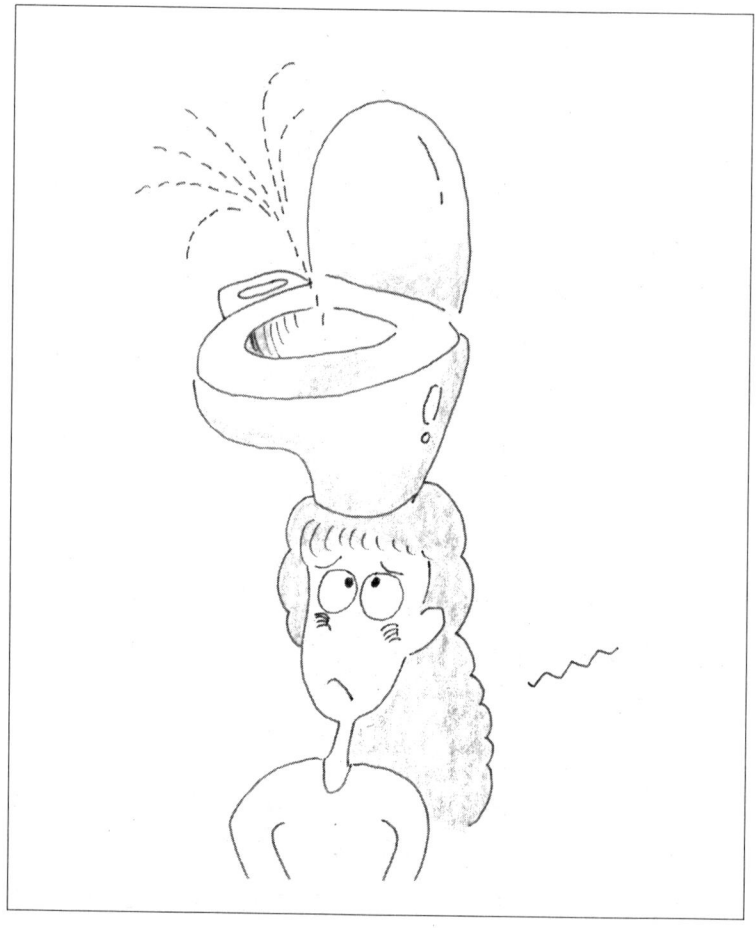

불임증(不姙症)과 자궁외 임신(子宮外姙娠)에 대하여

　난관이 임병에 걸려 그것이 치료되면 역시 그곳이 좁아진다.
　그것이 완전히 닫혀버릴만큼 좁아지면 정충도 지나갈 수 없기 때문에 양쪽 모두 그렇게 되어 있으면 불임증이 된다.
　그 정도가 아니라 정충은 지나갈 수 있지만 그 보다 훨씬 큰 알은 지나갈 수 없다는 상태라면 난관 속이나 그 부근에서 알이 발육하여 태아가 된다. 즉, 자궁외 임신이 된다.
　이것은 갑자기 배 아래쪽이 아프기 시작하고 그것이 우측이라면 충수염(虫垂染 ; 맹장염)이라고 착각하는 경우가 있다.
　또한 배 속에 대출혈을 일으켜서 쇼크 상태가 되어 의식이 없어지는 경우가 있다는 무서운 병이다.
　이런 때는 곧 수술을 받지 않으면 생명이 위태로와지는 경우가 있다.

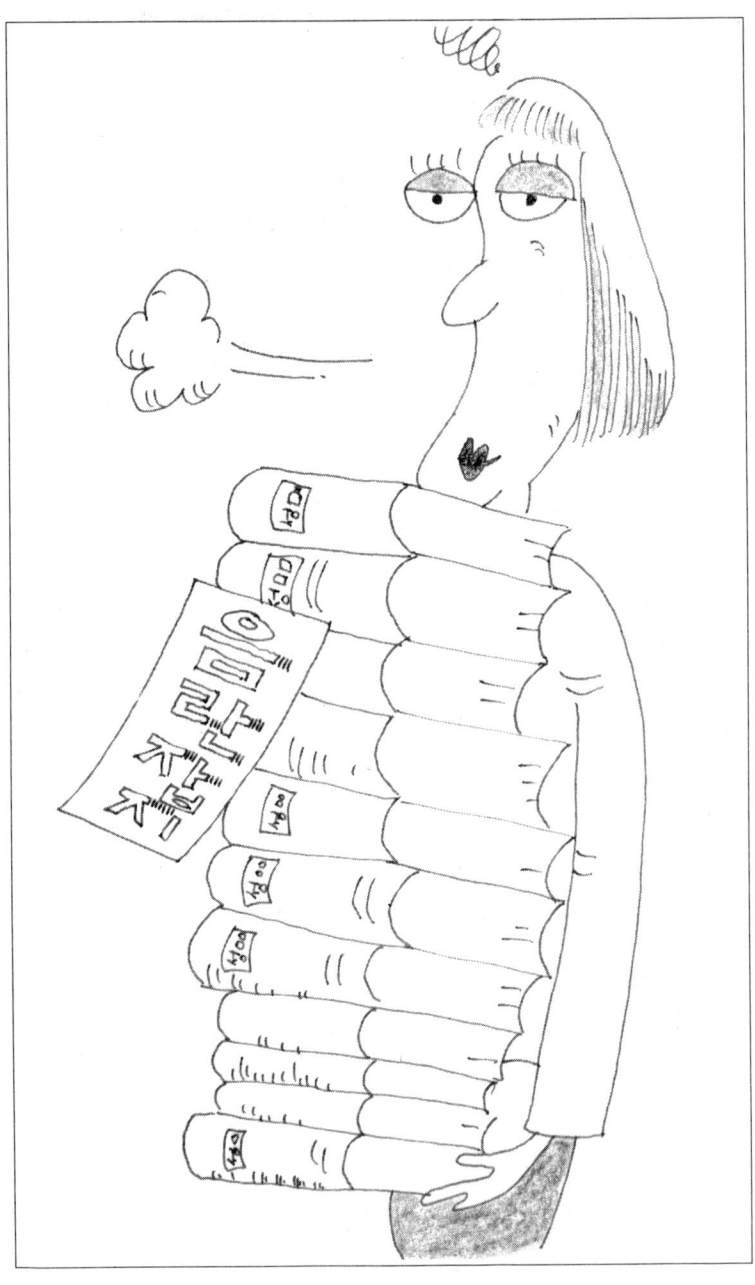

제 9 장

연성하감(軟性下疳)과 제 4 성병(第四性病)의 증상과 치료법

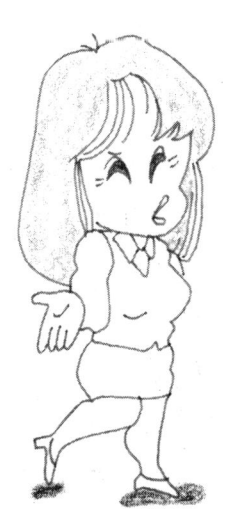

연성하감(軟性下疳)의 증상과 치료 대책

 이 병에 옮고 나서 2~3일이 지나면 남성의 경우는 관상구(冠狀溝)나 귀두에, 여성의 경우는 질전정(膣前庭) 부근에 붉게 부풀어 오른 작은 사마귀와 같은 것(적색 구진;赤色丘疹)이 생기고, 곧 고름으로 노래지며, 그것이 터져서 궤양(연성하감)이 된다.
 이 궤양에는 통증이 있어 만지면 통증이 더하며 그 이름대로 부드러운 것으로 주변이 꺼칠꺼칠하고 속이 움푹 패여 있어 거기에 노랗고 더러운 고름이 묻어 있다.
 그 수는 처음은 1, 2개로, 경과 중에 그 수가 늘어나며 경우에 따라서는 그것이 융합하여 지도와 같이 된다.
 이 하감은 매독의 경성하감과 비슷하지만 감염하고 나서 생길 때까지의 기간이 빠른 점(경성하감은 3~4주일), 부드러운 점, 아픈 점, 가장자리가 지그재그 모양으로 더러운 점 등이 다르다.
 혼동하기 쉬운 것은 혼합하감(混合下疳)이라고 해서 매독과 연성하감과 함께 걸렸을 경우로 이 경우는 처음엔 연성하감의 증상을 보이지만 나중이 되면 경성하감(硬性下疳)과 같이 된다.

연성하감이 생긴 후 수 일에서 십수 일 지나면 넓적다리 죽지의 수 개의 임파선이 함께 딱딱해지고 붓는다. 이것은 피부까지 빨갛게 부어 아프며 그것만으로 치료되는 경우도 있지만 곪아서 피부가 찢어져 더러운 궤양이 되는 경우도 있다.

진단은 국소에 생긴 하감의 성상(性狀)으로 내릴 수 있지만 이것을 확실히 하기 위해서는 이토반응이라는 검사법이 있다. 이것은 일본의 이토 씨가 1913년에 발표한 방법으로 연성하감균(軟性下疳菌)의 식염 수부유액(食鹽水乳遊液;균은 가열해서 죽이고 있다)을 마치 투베르클링 반응과 마찬가지로 피하(皮下)에 주사해서 그것이 빨갛게 붓느냐 어떠냐로 판정하는 것이다.

이 반응은 하감이 조금 진행한 시기부터 양성이 되고 병이 치료되고 나서도 오래 양성으로 남는다.

치료는 간단해서 하감 표면에 술파민제나 데르마톨을 뿌리고 붕대를 감고 클로름페니콜이나 테트라사이클린 등을 먹으면 10일 전후에 치료된다.

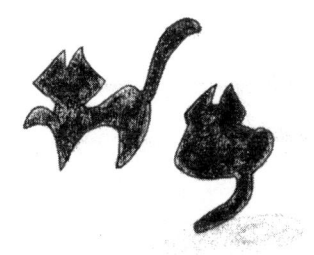

제4성병(第四性病)의 증상과 치료 대책

이 병에 옮을 기회가 있고나서 수주일 지나면 넓적다리 죽지의 임파선이 딱딱하게 붓고 아프며 열이 나는 경우도 흔히 있다.

이 임파선은 점점 주위의 임파선, 조직, 피부 등에 유착(癒着)해서 그 주변 일대가 딱딱해지고 이윽고 거기에 몇 개의 구멍이 뚫려 고름이 나오게 된다.

더구나 잘 주의하고 있으면 임파선이 붓기 전에 음부(陰部)에 작고 아프지 않은 궤양이 생기는 것을 알 수 있지만 이것은 아프지 않고 가벼워서 곧 치료되기 때문에 대부분은 모르고 지나버린다.

진단(診斷)은 임파선의 부기로 내릴 수 있지만 이토반응과 같은 원리의 플라이 반응(1925년에 플라이가 발명)이라는 검사법으로 확실히 알 수 있다.

치료는 이것도 비교적 쉬워서 역시 술파민제의 복용으로 치료할 수 있다.

연성하감과 제4성병은 앞에서도 얘기했듯이 현재는 거의 절멸한 병이기 때문에 간단히 얘기해 두었다. 이것들은 단지 역사적인 의식밖에 없기 때문이다.

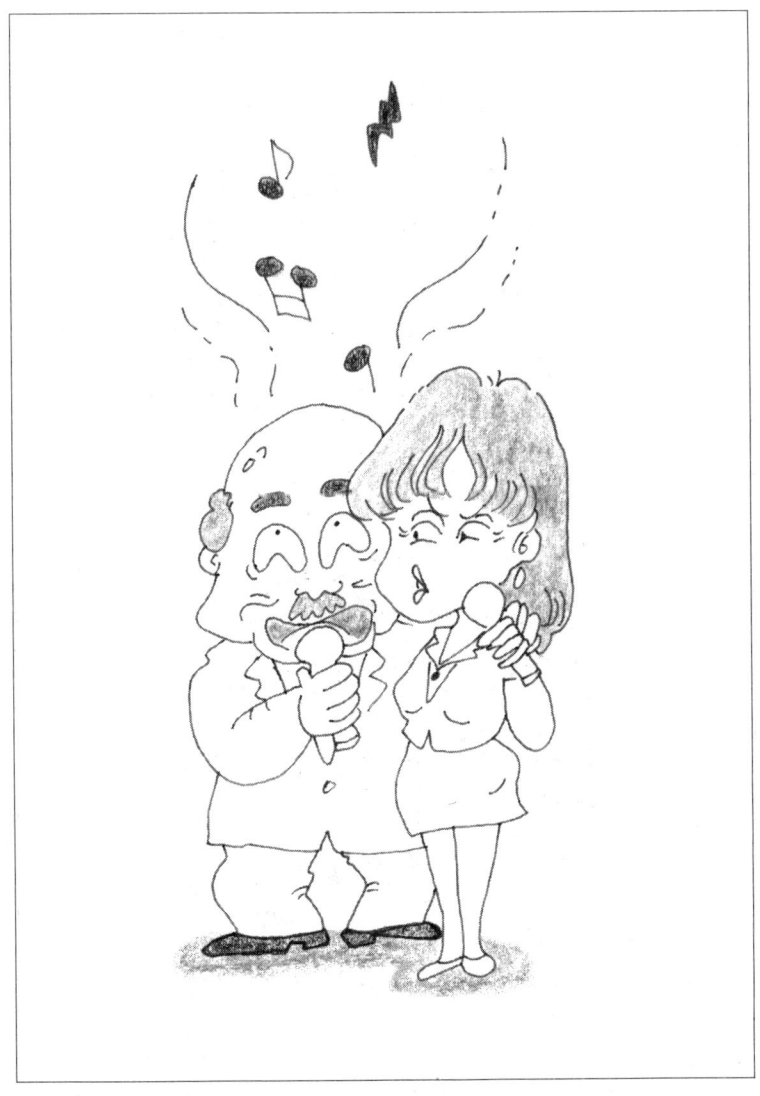

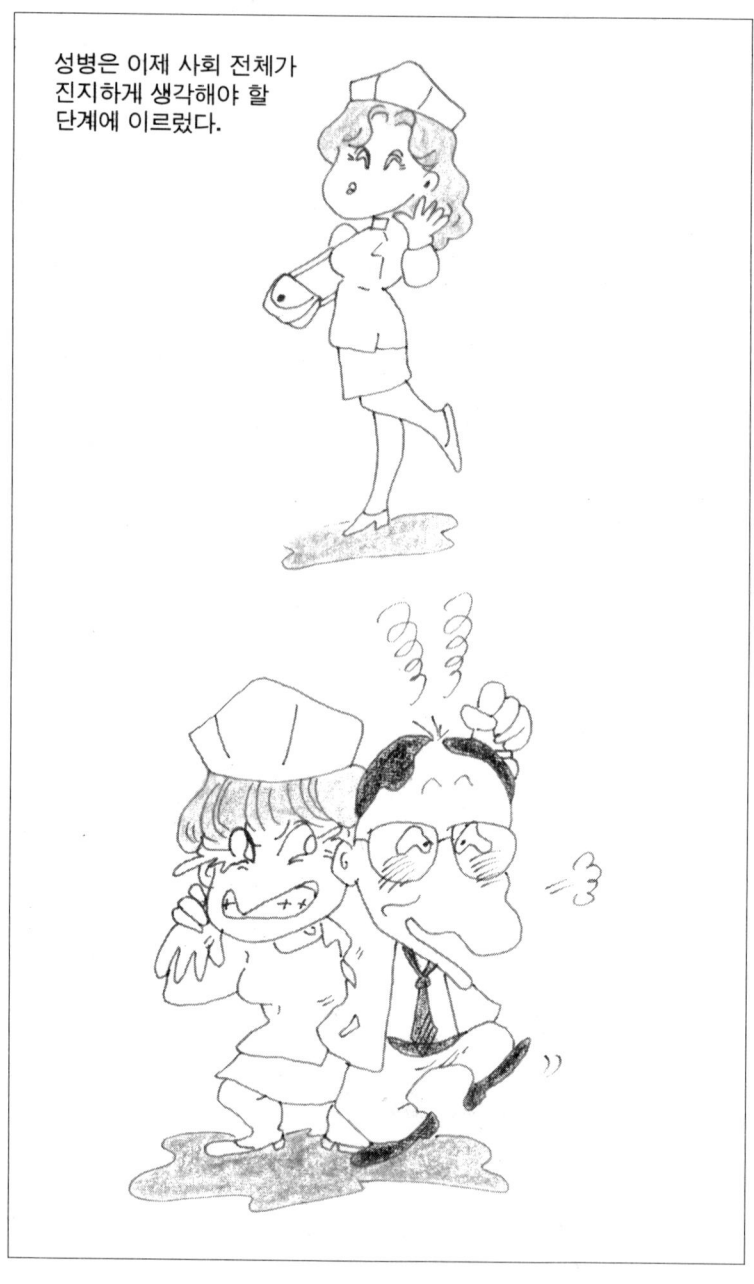

제 10 장

성병(性病)의 실태

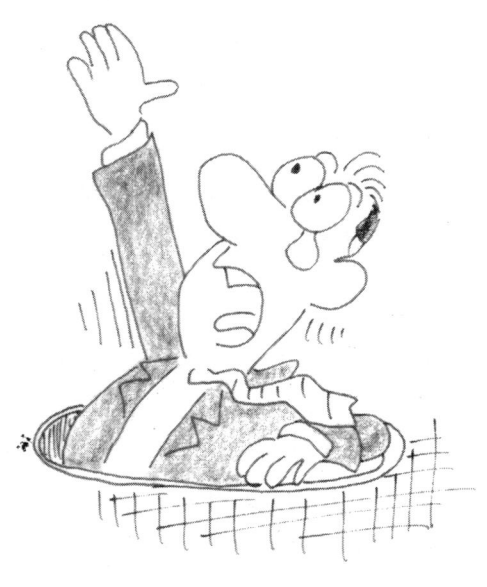

성병(性病)은 얼마나 퍼져 있는가

성병이 얼마나 널리 퍼져 있느냐 하는 현상이나, 현재 늘어나고 있는 것이냐 줄어들고 있느냐 하는 동향을 파악하는 것은 예방을 비롯해 여러 가지 점에서 중요한 문제이다.

하지만 이런 조사는 매우 어려운 일로 간접적인 자료로 추정하는데 그치고 있는 것에 불과하다.

숫자를 일일이 드는 것은 번잡하기 때문에 생략하지만 산업 발달과 함께 매우 늘어난 성병이 그 후 해를 거듭해서 줄어든 것은 사실이다.

그 후 잠시 동안 보합 상태에 있었던 것이 다시 증가 경향에 있다고 말할 수 있는 것 같다.

이 경향은 미국에서도 볼 수 있는데 임병과 조기 매독이 늘어났다고 하며 영국에서도 때를 같이 해서 임병이 늘어나기 시작하고 오스트레일리아에서도 같은 현상을 볼 수 있다고 한다.

그러나 극히 최근은 다시 감소 경향에 있는 것 같기도 하다.

얼마나 성병 환자가 있느냐 하는 것을 추정하는 하나의 자료로서 혈액 매독반응의 양성률이 있으며 이것에 대해서는 여기저기서 여러 가지 계층의 사람에 대해 조사되고 있다.

이 율은 물론 검사의 대상이 된 계층에 의해 크게 다르지만 평균해서 대강 1% 이하가 되고 있는 것 같다.

바꾸어 말하자면 약 100명에 1명은 매독 환자라는 말로 상당히 많은 것처럼 생각되지만 이 중 대부분의 사람은 반응이 양성이므로 다른 사람에게 옮길 위험이 있다고 하는 사람은 극히 소수이다.

또한 맹아·농아·벙어리 아이의 혈액 반응이 양성으로 나오

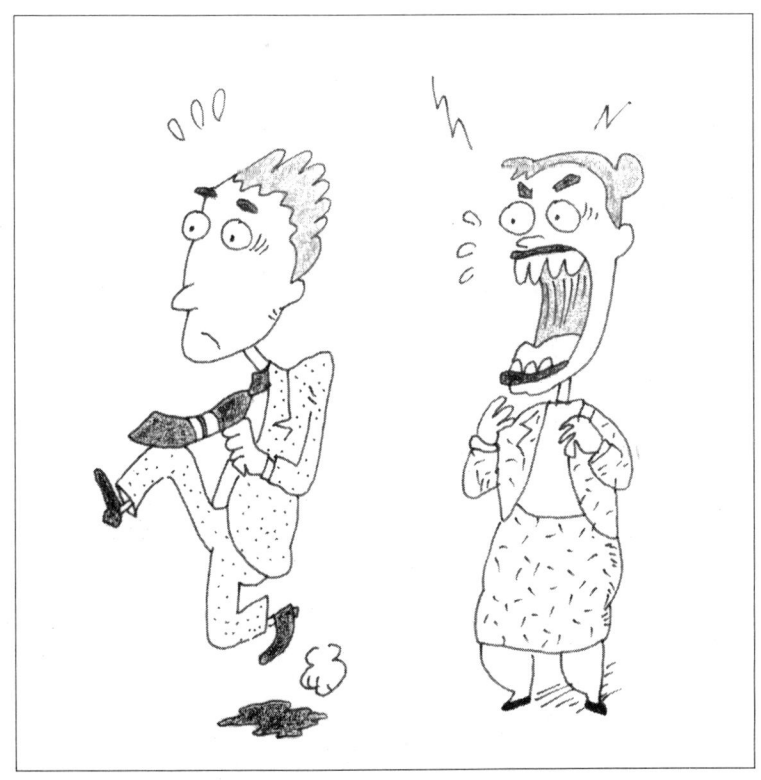

는 비율은 7.2%라는 통계가 있어 일반 아이의 0.5%라는 비율에 비해 훨씬 높아져 있다.

이것은 매독이 장님·벙어리·귀머거리의 원인이 되고 있는 경우가 많음을 나타내고 있다.

더구나 이전에는 장님의 원인으로서 임병이 매우 많았지만 최근에는 거의 없어졌다.

다음에 임병(淋病)인데 이것은 매독의 혈청반응과 같은 것이 없고 걸려도 치료함으로써 곧 나아 버린다.

그런 만큼 1년에 몇 번이나 걸리는 사람도 있다는 것으로 그 실수(實數)를 파악하기는 거의 불가능한 일이다.

1년 동안에 수십 만 명 있다는 숫자가 나와도 어느 하루에 한해서 몇 명 있느냐 라고 하게 되면 그 몇분의 1이 될지 모른다.

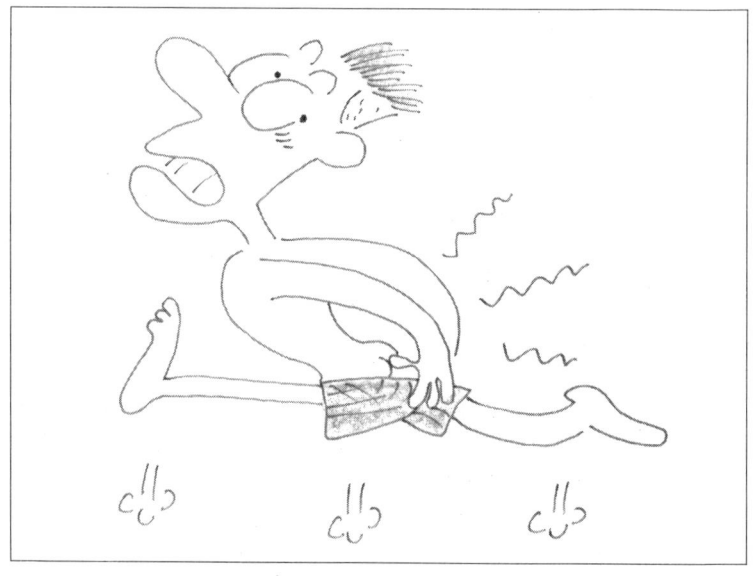

제 11 장

성병(性病)의 예방 대책

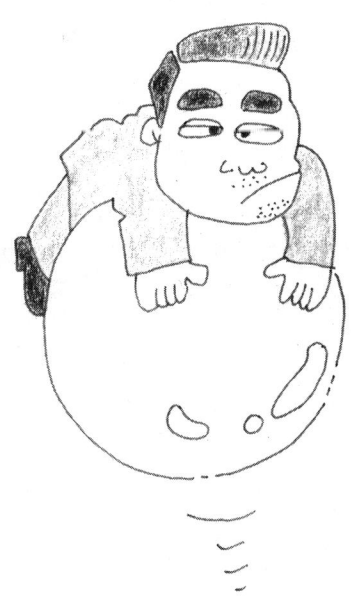

성병(性病)은 박멸(撲滅)할 수 있는가

 최근 여러 가지 병이 잘 치료되게 되어 인간의 평균수명이 늘어나서 남자는 약 73세, 여자는 약 78세가 된 사실은 매우 기쁜 일이다.
 그러나 모든 병이 치료되기 쉬워졌다고 할 수는 없다.
 병이라는 것을 치료나 예방면에서 크게 나누어 보면 ① 선천성, 유전성의 병(기형이나 색맹 등), ② 소질(素質)이나 원인(原因)이 몸 안에 있는 병(알레르기나 암 등), ③ 나이를 먹으면 일어나는 병(고혈압이나 어떤 종류의 심장병 등), ④ 원인이 몸 밖에 있는 병(상처나 세균류에 의해 일어나는 병 등)의 4가지로 나눌 수 있다.
 이 4종류 중 ①부터 ③까지는 현재의 의학으로는 그 병을 예방하기도 치료하기도 어렵고, 따라서 최근이라도 이런 병은 조금도 줄지 않고 오히려 일부의 것은 늘어나고 있다고 생각되고 적어도 그 밖의 것에 대한 비율은 커지고 있다.
 다만 ④만은 예방도 어느 정도 할 수 있고 여러 가지 좋은 약이 나왔으므로 치료도 비교적 쉬워져서 최근엔 줄어들고 있다. 단, 상처만은 교통기관의 발달에 따라 교통 사고 등에 의해 늘어나고 있지만 이것도 유의사항 나름으로 예방할 수 없는 것은 아니다.

성병은 물론 이 ④항 속에 포함되는 것으로 그 치료가 쉬워지고 그것을 예방하는 것도 병원체로부터 그 옮는 방법까지 완전히 알고 있으며 좋은 약도 있으므로 이론상으로는 매우 쉬울 것이다.

실제로 앞에서 얘기했듯이 제4성병은 절멸되고 연성하감도 거의 없어지고 매독과 임병도 줄었다.

그런데 아직 매독(梅毒)이나 임병(淋病)은 박멸되고 있지 않다.

이것은 성병의 박멸이라는 것이 이미 단순한 의학·의술상의 문제에 그치지 않고 좀더 크게 사회적인 문제로 인간 자각의 문제에 관계되어 있는 것임을 보여주고 있다.

이 남은 매독과 임병을 어떻게 하면 없앨 수 있을까? 또 어떻게 해야 이런 것에 걸리지 않도록 할까 라는 점을 생각해 본다.

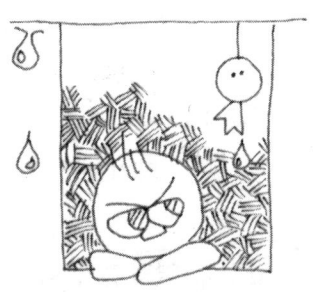

성병(性病)은 박멸하기 어렵다

　성병이라는 것은 앞에서 얘기했듯이 주로 이것을 갖고 있는 사람과 육체적 관계를 가짐으로써 옮기 때문에 모든 사람이 부부 이외의 관계를 갖지 않도록 하면 자연히 소멸할 것이고, 또한 여러 가지로 좋은 약이 나온 오늘날에는 현재의 환자를 모두 완전히 치료하면 그 박멸은 틀림없이 쉽다.
　그러나 이것들은 이상론으로 실제로는 이루어지기 어려운 일이다.
　따라서 실제 문제로서는 어떻게든 해서 조금이라도 그 수를 줄이도록 하는 대책을 생각해야 한다는 결론이 된다.
　성병은 전염병의 일종이지만 다른 전염병과 다른 점이 있다.
　그것은 옮는 원인이 확실하다는 것과 극히 드문 특별한 경우를 제외하고는 개인의 자유 의지로 그것에 옮는 것을 피할 수 있다는 점이다.
　성병과 마찬가지로 만성 전염병인 결핵 등은 언제 어디에서 옮았는지 모르는 것이 보통으로 산 속에서 혼자 살지 않는다면 아무리 자신이 주의해도 모르는 사이에 걸릴 가능성이 있다.

또한 적리(赤痢) 역시 많은 보균자(병은 아니지만 세균을 몸 속에 갖고 있는 사람)가 있기 때문에 생각지 않은 곳에서 옮아 버릴 가능성이 있다.

그런데 성병은 '군자는 위험한 곳에 가까이 가지 않는다'는 태도를 취하면 되는 것으로 그렇게 하면 평생 성병에 걸리지 않는 일은 쉽다.

그러나 동물에게는 그 개체를 보존하도록 강한 식욕이라는 것이 있음과 동시에 그 종족을 보존하도록 여기 못지않은 강렬한 성욕이 있기 때문에 이 이상대로는 되지 않는다.

옛날부터 많은 사람의 노력에도 불구하고 여전히 없어지지 않는 근본 원인이 여기에 있다.

□ 성병과 사회적 환경의 영향

성도덕이 문란하면 각자의 성욕에 대한 자제심이 약해진다. 그러면 성병이 늘어난다는 3단 논법이 성립한다.

또한 가까이에 매음을 업으로 삼는 것이 있는 것도(이것도 넓은 의미의 성도덕의 문란이라고 할 수 있겠지만), 의지가 약한 사람을 유혹하게 되며 따라서 성병에 걸릴 기회가 많아지게 된다.

이것은 미국 시카고에서 실제로 있었던 일이지만 13세 소녀가 처음 3명의 남성에게 매독을 옮기고, 그 세명의 남성이 6명의 여학생에게 옮기고, 그 6명이 13명의 남성에 옮기고, 그 후 여성 6명, 그리고 다시 남성 4명에게 감염하고 있는 실례가 있다.

즉, 1명의 소녀에게서 합계 33명으로 퍼지고 있는 것으로 그 사실만으로도 성병의 놀라운 전염성을 알 수 있다.

이웃나라 일본에서도 쿠슈의 하치반에서 16살이 되는 한 소녀의 성병이 1개월 사이에 9명의 남성에게 옮겨지고 그 남성들은 더욱 많은 여성에게로 옮김으로써 기하급수적으로 환자가 늘어나는 경로가 밝혀지고 있다.

이 대부분은 정상적인 부부 생활 이외의 성교에서 옮은 것은 물론이다.

성도덕이 문란해지면 성병이 늘어난다는 사실이 여전히 나타나 있다.

남성이 동정을 지키는 이유를 제2차 대전 후 조사하고 있는 사람이 있는데 그 결과는 다음과 같다.

1. 동정 존중의 모랄 — 35.7%
2. 기회가 없다(용기가 없다) — 26.8%
3. 성병이 무섭다 — 16.6%
4. 임신의 불안 — 5.3%
5. 여자가 싫다(동성애를 포함) — 1.8%
6. 기타(이유 없음을 포함) — 13.0%

기회가 없다고 대답한 사람 및 동정을 존중한다고 대답한 사람의 상당수가 상대가 가까이에 나타나기만 하면 그 유혹에 져서 동정을 잃고 따라서 성병에 옮을 기회도 있는 것이다.

외국의 어떤 사람도 '보통 남자의 15%는 가령 매춘부나 행실이 지저분한 여자들이 가까이에 있어도 방탕한 성관계에는 빠지지 않을 것이다. 그 밖의 15%는 기회만 있으면 언제라도 방탕한 행동에 빠질 것이다. 나머지 70%는 그런 여자가 가까이에 있으면 많건 적건 그것에 좌우되는 것은 사실이다'고 말하고 있다.

또한 성적 자극이 많으면 성욕이 도발되어 그 분출구를 찾아 난잡한 육체 교섭이 이루어져서 성병이 퍼지게 되는 것으로 세상에 가능한 한 성적 자극이 적은 것이 성병을 줄인다고 말해도 옳은 일이다.

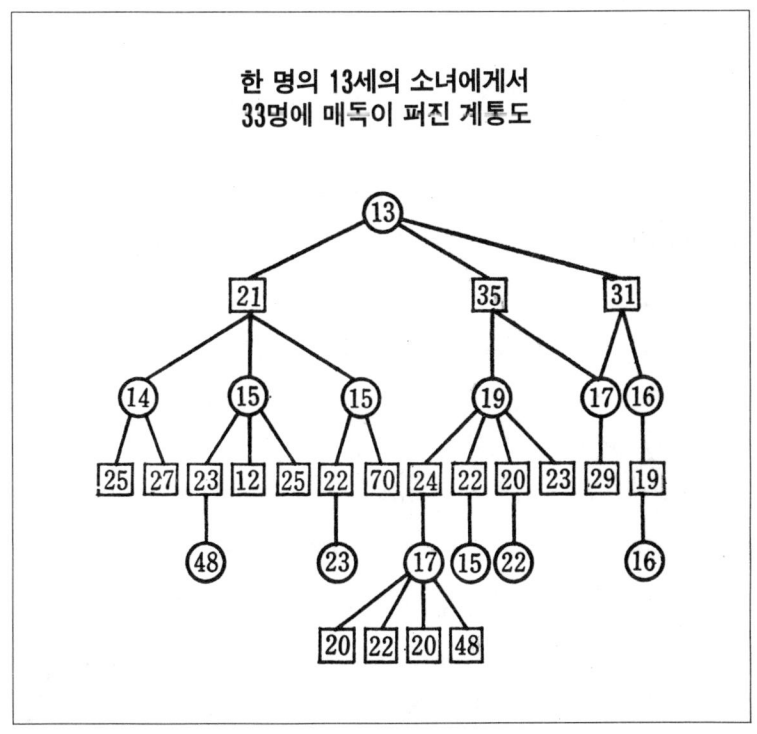

한 명의 13세의 소녀에게서 33명에 매독이 퍼진 계통도

매음(賣淫)과 성병(性病) 예방

 전항에 매음이라는 말이 나왔지만 이것은 구미의 말로 하면 prostitution(매춘)에 해당하는 것으로 그 의미는 '몸을 공공연히 노출시킨다'에서 나와 타인의 요구에 따라서 자기의 육체를 제공함으로써 대가를 얻는 것이다.
 법률적 해석에 따르면 '매음이란 보수를 받는 약속으로 불특정 상대방과 성교하는 것'이라고 되어 있어 '불특정'이라는 말을 넣음으로써 첩(妾)은 제외되고 있다.
 매음(賣淫)의 기원은 매우 오래되고 또한 전세계 어디서나 있는 것으로 인간 사회의 자연스런 산물이며, 인간 사회의 발달에 따라 활발해졌다.
 고대에 있어서는 어떤 시대에는 신성한 의식으로 생각되고, 어떤 시대에는 묵인되고 또 어떤 시대에는 금지되고 있어 고대 로마 시대에는 그 특허를 얻어 특별등록부에 기명된 것만이 매음 행위를 허락받고 있었지만 나중에는 이 악습이 퍼져서 상류 사회의 부인까지 등록하는 것을 부끄럽게 여기지 않는 상태가 되었다.

그 후 초기의 그리스도교 신자인 황제 시대가 되어 로마법으로 엄중히 단속되게 되었다.

중세기에는 그 전기에 걸쳐 매음 행위보다도 오히려 매음부에 대해 엄중한 형벌이 부과되었다.

각국의 오랜 역사 동안에는 대개 이것과 마찬가지로 허락되거나 금지되거나 하는 경과를 거치고 있고, 결국 아무리 금지해도 그 단속의 효과가 오르지 않기 때문에 차츰 어떤 지역에 한해 이것을 인정하게 되었다.

이것이 공창(公娼)으로 그 지역이 유곽(遊郭)이다.

그 후 문명국에서는 대부분 공창이 금지되었다. 유곽이 폐지되었다.

매음을 정부가 공공연히 인정한다는 것은 야만시대의 유풍으로 인격의 존중을 인정하지 않는 것으로 생각되지만 '도둑에게도 나름대로 핑계가 있다'고 하는 비유와 같이 이런 것에도 존재 이유를 붙이면 붙일 수 있다.

옛날부터 유명한 것은 '궁전변소설(宮殿便所說)'과 '필요악'으로 궁전과 같은 훌륭한 곳에서도 변소가 필요하고 이것이 없어서는 집안이 불결해지며 악취로 가득차 버린다는 것과 같은 의미이다.

이 세상에 매음은 필요하다는 설로 필요악이라는 것은 순량(純良)한 자녀의 방파제가 되기 위해 필요한 악(惡)이라는 설이다.

또한 이것이 금지되어 버리면 정기검진 등 성병 단속을 할 수 없게 되어 오히려 성병이 만연할 수 있다는 것이 그 이유로 들어지고 있다.

  이 점은 여러 외국에서도 곤란해하고 있는 것 같고, 일부의 나라(예로 들면 파리 등)에서는 매음은 금지하면서 한편으로는 이것을 직업으로 하는 것의 등록제를 실시해서 정기적으로 성병의 유무를 검사하고(이하 검진이라고 부른다) 반공인(半公認)의 형태로 되어 있는 곳도 있다.

  이런 매음을 업으로 하는 사람, 즉 매춘부(이것은 그다지 좋은 이름이 아니어서 쓰고 싶지 않지만 달리 적당한 이름이 없기 때문에 이하 부득이 이렇게 부르기로 한다)를 검진한다는 것은 그 사람들의 성병을 어느 정도 줄이는 데에 도움이 되고 있음은 사실이다.

  성병이 퍼지는 주요 순서는 종래 매춘부 → 남자 → 아내 → 아이로 되어 있다.

  국제성병회의에서 발표된 결과에 따르면 아시아는 매춘부로부터 옮은 사람이 80%인데 반해 영국과 프랑스에서는 그것이 40%, 미국에서는 20%로 낮고, 이런 나라들에서는 친구로부터라는 비율이 그것을 커버하고 있다.

  이런 통계는 그대로 신용할 수 없지만 대부분의 경향을 나타내고 있는 것만은 확실하다.

  얘기가 여기 저기로 빗나갔지만 매음을 업으로 하는 사람들을 널리 퍼뜨리는 것, 또 그런 상태가 되지 않을 수 없는 경제사정에 두는 것도 사회 환경이나 국가 시책이 나쁘다고 할 수 있다.

  그러나 이런 일을 하는 이외에는 전혀 능력이 없는 사람도 있고 또 그 중에는 어느 정도 좋아하고 있는 사람도 있어 경제

제11장 성병의 예방 대책 · 161

사정이 나쁘지 않은 나라에서도 이런 종류의 사람들이 끊이지 않는 실정이다.

30여년 전 영국에서 월펜덴(대학부총장)을 위원장으로 하는 매춘 대책에 대한 위원회가 그때까지의 3년 간에 걸쳐서 조사한 결과를 보고하고 있지만 결국 매춘은 별로 사람 눈에 띄지 않고 비밀로 하는 만큼은 방법이 없다는 결론이 되고 있다.

프랑스에서도 그 해가 마침 매춘에 관한 새로운 법률이 시행되고 나서 만 10년째에 해당해서 여러 가지 논의되었지만 그 법률은 의회의 희망에 조금도 도움이 되지 않고 공창을 폐지하기 전보다 오히려 거리를 배회하는 밤거리의 여자수가 늘어나서 당국도 여기에는 완전히 질린 상태라고 하는 것이다.

이상 여러 가지 말했지만 요컨대 사회를 가능한 한 밝고 청결한 사회로 만들고 성적 자극을 가능한 한 줄여서 성도덕을 올바르게 하고 사람들마다 청소년들을 성병으로부터 지킨다는 것이 무엇보다도 중요한 일이다.

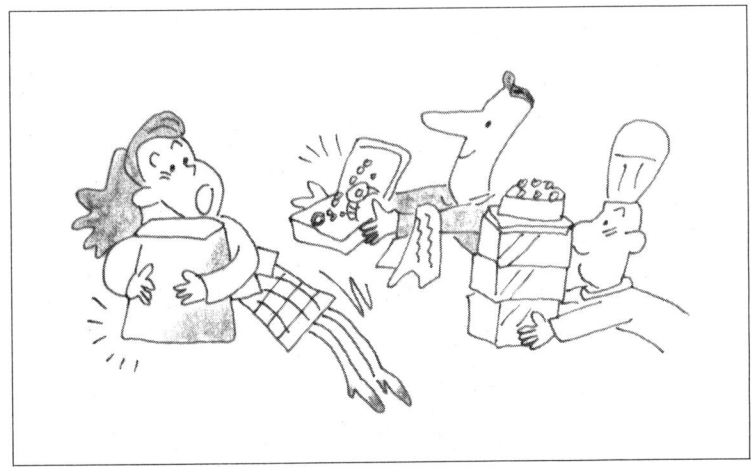

성교육(性敎育)과 성병 지식의 보급이 시급하다

성도덕을 올바르게 한다고 해도 이것은 상당히 어려운 일로 하루 아침에 완성되는 것은 아니지만 성에 관한 올바른 지식을 교육한다는 것은 그 제1보가 될 것이다.

이것은 말은 쉬워도 실천은 어려운 일이겠지만 아이가 사는 환경, 그 아이의 성질 등을 충분히 고려해서 적당한 연령 때에 주의깊게 가르친다는 것은 꼭 필요하리라고 생각한다.

이 구체적인 점을 여기에서는 서술할 수 없기 때문에 생략한다.

더구나 이 교육에 있어서는 그런 것 이외에 젊은 사람의 넘치는 힘이 성욕 쪽으로 달리지 않고 스포츠, 일, 공부 쪽으로 향하도록 지도하는 것도 중요하다.

종교적인 면에서도 인간으로서 남녀가 서로 인권을 존중하고 올바른 길로 나아가도록 이끄는 것이 필요하다.

성병에 관한 지식이 일반에게 부족하다는 사실은 처음에 얘기한 바와 같고, 병원을 찾아오는 환자라도 조금 더 이 지식을 알고 있었다면 육체적으로 괴롭지 않아도, 정신적으로 시달리지 않아도 되고, 성병에 걸리지 않아도 될 것이라고 생각되는 사람이 흔히 있다.

이 지식이 철저하면 우선 매춘부와 접하는 기회가 적어지고, 접한다고 해도 예방 방법을 취하게 되어, 걸리고 나서라도 빨리 깨달아 일찍부터 올바른 치료를 하게 된다.

또한 도중에서 치료를 그만두는 경우도 적어져서 미신 등의 해를 줄일 수 있다.

이런 점을 조금 더 자세히 생각해 본다.

우선 성병이 그 사람 개인에게 큰 해를 미칠 뿐만 아니라 자손에게까지 영향을 미치는 사실을 알고, 매춘부의 대부분이 성병을 갖고 있어 그것과 접함으로써 걸린다는 사실을 알고 있으면 자연히 그런 기회를 줄이게 될 것이다.

앞에 든 예 중에서 남성이 동정을 지키는 이유 중 성병이 무섭기 때문이라고 대답하고 있는 사람의 비율이 약 17%에 미친다는 점에서 봐도 이 사실이 납득이 간다.

적당한 예방 방법을 실시하면, 가령 상대가 성병을 갖고 있어도 걸리지 않는다는 사실을 알고 있으면 이 처치가 이루어지게 된다고 하지만, 성감이 줄어드는 점, 술에 취해 자제심이 낮아지고 있는 점, 상대가 꺼리는 점 등 때문에 알고 있어도 이루어지는 경우가 적은 법이다.

예방 방법에 대해서 어느 정도의 지식을 갖고 있느냐 하는 점을 어떤 사람이 체험자 530명에 대해 조사했다.

그것에 따르면 382명(72%)은 아무것도 예방처치를 실시하고 있지 않는 것으로, 그 중 전혀 관심이 없는 것 또는 모르는 사람이 135명(38%)이 되고 있으며, 나머지 247명의 지식은 다음의 표와 같았다는 것이었다.

[체험자의 예방에 관한 지식]

콘돔	89명	38.4%
약과 세정과 방뇨	65명	28.0%
콘돔과 방뇨	35명	15.1%
콘돔과 소독	17명	7.3%
예방 크림	8명	3.5%
검진 제도를 신용	18명	7.8%
불명	15명	
계	247명	

이 지식이 충분하면 성병에 걸리는 경우는 적어질 것이다.

또한 성병에 대해서 잘 알고 있어야만 그것을 빨리 찾아낼 수 있는 것으로 빨리 발견해서 빨리 치료하면 잘 치료된다는 사실은 앞에서 자세히 얘기한 대로이고, 또 그 후에도 통증이나 부스럼 등이 없어졌다는 점만으로 치료를 그만둬 버린다는 경우도 적어진다.

더구나 누구나 아프거나 고름이 나오고 있는 동안은 조심하지만 이것들이 없어지면 이제 나았다고 생각하고 교섭을 생각하는 것도 잘 모르는 사람에게 일어나기 쉬운 경우이다.

성병에는 미신이 많다.

예를 들어 임병에 걸리면 그것을 타인, 특히 동정, 처녀에게 옮기면 자신의 임병이 치료된다거나, 한 번 드러누우면(매독에 걸려 병상에 눕는 것) 두 번 다시 성병에 걸리지 않는다고 옛날부터 일컬어지고 있다.

이 외에 여기에 속하는 여러 가지 미신, 사설(邪說)이 성병의 전파나 치료에 큰 장해가 되고 있음은 적지 않다.

이런 것은 올바른 지식만 있으면 막을 수 있는 일이다.

이 지식을 보급시키기 위해서는 여러 가지 방법이 있겠지만 가장 재빠르고 또 효과적인 것은 매스컴을 잘 이용하는 것이다.

신문, 잡지 등의 협력을 구해 이것들을 이용해서 계몽 기사를 싣고 라디오, 텔레비전이나 영화를 통해 귀나 눈으로 몇 번이나 가르쳐 주는 것이다.

물론 이것에는 표현이나 시각의 점 등에서 세심한 주의를 기울이고 혐오스러운 느낌을 주지 않도록 어린 아이가 보고 듣는 것을 가능한 한 피하도록 해야 함은 말할 필요도 없다.

현재 매스컴의 태도는 성병이라는 것에 대해 너무 소극적이다.

이것을 피해 두면 안전하다는 태도에 불과한 것은 아닐까?

만일 그것들이 적극적으로 실리지 않는다고 하는 경우라면 관계 당국이 지면이나 시간을 사서라도 교육적 기사를 싣는다는 의욕을 보여 주어야 한다.

교육용 영화를 만들어서 성인용 영화와 동시 상영하는 방법을 취하면 아이에게 해를 미치지 않아도 될 것이다.

이 경우에도 연출 방법은 신중해야 하고 또 어느 정도 흥미를 끌고 알기 쉽게 하기 위해서 이야기의 줄거리가 있는 것으로 하는 것도 한 방법일 것이다.
　그 외 강연회, 전람회, 포스터, 팜플렛 등을 이용하는 방법도 있다.
　강연회는 일반 공개의 것은 사람도 모으기 어렵고 효과도 적다고 생각하지만 특정 공장이나 회사 등에서 동연령층의 사람을 모아 슬라이드나 영화를 이용해 실시하는 것은 상당히 깊이 다룰 수 있어 유효한 방법이다.
　포스터나 팜플렛 등은 이상의 전람회나 강연회의 보조적인 역할을 하는데 불과하다.
　이렇게 여러 가지 방법이 있지만 아무리 이런 일에 노력해도 매스컴과 전혀 접촉없이 생활하고 있는 사람이 많이 있다.
　더구나 그런 사람들이야말로 여기에 대한 지식이 너무나 부족하다는 맹점이 있다.
　이런 것 외에 학교에서 교육하는 방법도 있다.
　이것도 중요한 것으로 고교 정도의 과정에 있어서 계통적인 교육을 하는 것이 좋다고 생각한다.
　물론 이 경우에도 함부로 성(性)에 관한 호기심을 자극하는 일이 없도록 세심한 주의를 기울여야 한다.
　이런 철저한 방법을 취함에 있어서 성병의 해를 강조하는 방법도 좋겠지만 그것과 함께 성병은 빨리 치료하면 쉽고 또 안전하게 치료할 수 있는 것임을 잘 가르치는 것도 중요하다.

건강진단(健康診斷)과 성병 예방

　폐결핵의 정기적 진단과 마찬가지로 대학 이상의 학생이나 근로자에 대해서 검사를 해서 병에 걸린 사람은 철저하게 치료한다고 하는 것도 유효한 방법이다.
　이런 것은 단지 병을 발견한다고 하는 데에 도움이 될 뿐만 아니라 그로 인해 성병에 대한 관심이 깊어지고 검사가 있게 되면 스스로도 걸리지 않도록 하고 또 걸려 버린 사람은 빨리 완전히 치료하려고 노력한다는 점에서도 크게 효과가 있다.
　전쟁 중 중국에서는 내륙에 귀환하는 병대를 전부 그 승선지(천진, 청도, 상해 등)에서 콜레라, 티푸스, 적리 등과 함께 성병 검사를 해서 병이 있는 사람은 그 병원에 입원시켜 다른 사람에게 옮길 위험이 없어질 때까지 치료하였다고 한다.
　이 검사는 내륙에 성병이 퍼지는 것을 막는다는 점에서 크게 도움이 되었다고 믿고 있다.
　더구나 결혼 전에는 건강진단서를 주고 받도록 하는 방법도 좋을 것이다.

성병 예방에 필요한 사회적 시설

성병을 치료하고 환자의 여러 가지 상담에 응해서 예방 박멸의 중심이 되기 위한 시설을 교통이 편리한 곳에 적당히 배치해 두는 것은 필요한 일이다.

여기에서는 간단히 비밀로 치료할 수 있게 되고 비용은 구미의 많은 나라들과 같이 희망자에게는 무료인 것이 이상적이다.

더구나 이 시설에는 보건부를 두고 접촉자 조사를 시킨다.

접촉자 조사라는 것은 미국에서 개발된 제도로 cantact tracing의 역어로 성병에 걸린 환자로부터 그 병을 어디의 누구로부터 옮았는지를 알아내서 그 상대를 환자로 데려오거나 그것이 불가능하면 보건부가 그곳을 방문해서 치료 지도를 한다는 제도이다.

이것은 매우 어려운 일이고 또한 숙련된 보건부가 아니면 불가능한 일이지만 중요한 일이다.

이 외에 중앙검사소라고도 할 만한 시설도 필요하다.

여기에서는 스피로헤타의 검사, 혈액 검사, 임균 배양 등 작은 치료소에서는 불가능한 일을 일괄해서 정확히 실시한다는 일을 하는 것으로 그 외 통계의 작성과 제작, 보건부의 교육 지도 등도 하게 되어 있으면 좋다고 생각한다.

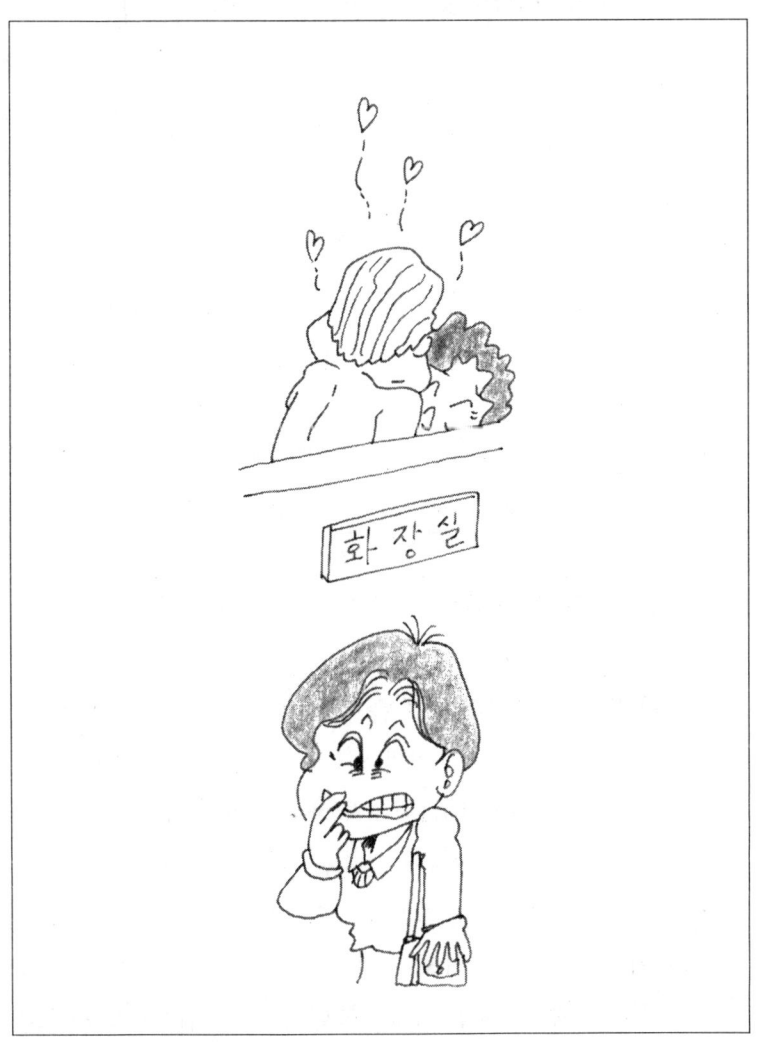

성병 예방에 대한 정부의 방침

이상은 성병 대책에 관한 의사들의 일반적인 의견이다.

그러면 정부는 성병 예방을 위해 어떤 조치를 마련해 놓고 있는지 알아보자.

여기에 1995년 1월 5일자로 전면 개정된 '윤락 행위 등 방지법' 대략을 소개한다.

□ 법의 목적 및 내용

• 법의 목적은 선량한 풍속을 해치는 윤락 행위를 방지하고 윤락 행위를 하거나, 할 우려가 있는 자를 선도하기 위함이다.

• 국가 및 지방자치단체는 윤락 행위의 방지와 요보호자(要保護者)의 건전한 사회복귀에 필요한 조치를 취하여야 한다.

• 윤락 행위의 방지 및 요보호자의 선도에 관한 보건사회부장관의 자문에 응하기 위하여 보건사회부장관 소속하에 중앙보호자 선도대책위원회를 두고, 특별시장·광역시장 또는 도지

사의 자문에 응하기 위하여 시·도지사 소속하에 지방요보호자 선도대책위원회를 둔다. 다만, 시·군·구(자치구에 한한다)에는 필요한 경우 지역요보호자 선도대책위원회를 둘 수 있다.

• 시·도지사는 요보호자 중 일시보호소 및 선도보호시설에 입소를 하고자 하는 자에 대하여는 여성복지상담원의 상담에 따라 일시보호소 및 선도보호시설에 입소시켜 선도보호하는 조치를 취할 수 있다.

• 보호처분을 해야 할 경우의 사람(윤락 행위를 한 20세 미만의 者)에 대한 선도보호의 내용은 상담 및 치료, 개인의 정서 안정과 인격 향상을 위한 교육, 사회 적응에 필요한 기술 교육 및 취업 안내, 의치 보호·건강 관리 및 생활 지도, 기타 선도 목적을 달성하기 위해 필요하다고 보건사회부령이 정하는 사항 등이다.

• 보호처분에 의하여 위탁된 자를 대상으로 선도 보호를 행하는 시설과 선도 보호조치에 의하여 입소한 자를 대상으로 선도 보호를 행하는 시설(선도 목적을 달성하기 위하여 필요하다고 보건사회부령이 정하는 사항).

• 요보호자 또는 선도보호시설에서 퇴소한 사람 중 사회 적응이 곤란하거나 거주할 곳이 없는 자로 본인이 희망하는 경우 6월의 범위내에서 숙식·직업 알선 등을 제공하여 사회 적응을 용이하게 하는 시설(선도 목적을 달성하기 위하여 필요하다고 보건사회부령이 정하는 사항).

□ **시설의 운영**

● 시설의 장(長)은 요보호자의 건전한 가치관과 자립갱생의 능력을 함양시키고, 사회적응능력을 배양시킬 수 있는 상담·훈련 등 적절한 지원을 하여야 한다.

● 시설의 장은 요보호자의 건강 관리를 위하여 입소 후 1개월 이내에 건강 진단을 실시하고, 건강에 이상이 발견된 경우에는 의료보호법(醫療保護法)에 의한 의료보호 등 필요한 조치를 취하여야 한다.

● 시설의 장은 요보호자를 선도 보호함에 있어 이들의 인권을 최대한 보장하여야 한다.

● 기타 시설의 운영 등에 관하여 필요한 사항은 보건사회부령으로 정한다.

□ 여성 복지 상담원의 역할

상담원은 지방 공무원으로 하고, 그 자격에 관하여 필요한 사항은 대통령령으로 정한다.

특별시·광역시·도, 시·군·구 등에 설치된 상담소에는 여성 복지 상담원을 배치하여야 하고, 그 상담원의 직무는 다음과 같다.

● 요보호자의 가정 및 신상에 대한 조사·상담
● 요보호자의 직업 알선
● 요보호자의 발생을 방지하기 위한 선도
● 요보호자의 실태 파악
● 요보호자를 위한 지역 사회안 시설의 활용 알선
● 가정 문제 상담 및 건전한 사회의 구성을 위한 지도·계몽

- 모자복지법 제8조의 규정에 의한 모자복지상담원의 업무
- 기타 선도보호사업의 목적 달성을 위하여 필요한 업무

□ 비용

- 국가 및 지방자치단체는 시설 및 상담소의 설치·운영에 소요되는 비용을 보조할 수 있다.
- 보조하여야 할 비용의 범위, 기타 필요한 사항은 대통령령으로 정한다.

□ 벌칙

- 폭행 또는 협박으로 남에게 윤락 행위를 하게 한 자, 남을 곤경에 빠뜨려 윤락 행위를 하게 한 자, 업무·고용 기타의 관계로 인하여 자기의 보호 또는 감독을 받는 것을 이용하여 윤락 행위를 하게 한 자, 등은 5년 이하의 징역 또는 천오백만원 이하의 벌금에 처한다.
- 20세 미만의 자에 대하여 폭행·협박·업무·고용·기타의 경우로 윤락 행위를 하게 한 자는 10년 이하의 징역에 처한다.
- 영업으로 윤락 행위의 장소를 제공한 자, 영업으로 윤락 행위를 알선한 자.

위의 시설을 알고도 자금, 토지 또는 건물을 제공한 자에게는 5년 이하의 징역 또는 1천 5백 만원 이하의 벌금에 처한다.

- 시장·군수·구청장의 허가를 받지 않고 시설을 설치·운영한 자는 2년 이하의 징역 또는 500만원 이하의 벌금에 처한다.

• 윤락 행위를 한 자, 또는 윤락 행위의 상대자가 된 자는 1년 이하의 징역이나 300만원 이하의 벌금·구류 또는 과료에 처한다……등등.

• '윤락행위방지법'이 비단 성병 예방을 위한 것만은 아니지만 넓은 차원에서 볼 때 성병 예방에 절대적으로 필요한 조치가 아닌가 싶다. 무엇보다도 법을 지키려는 모두의 자세가 필요하다고 본다.

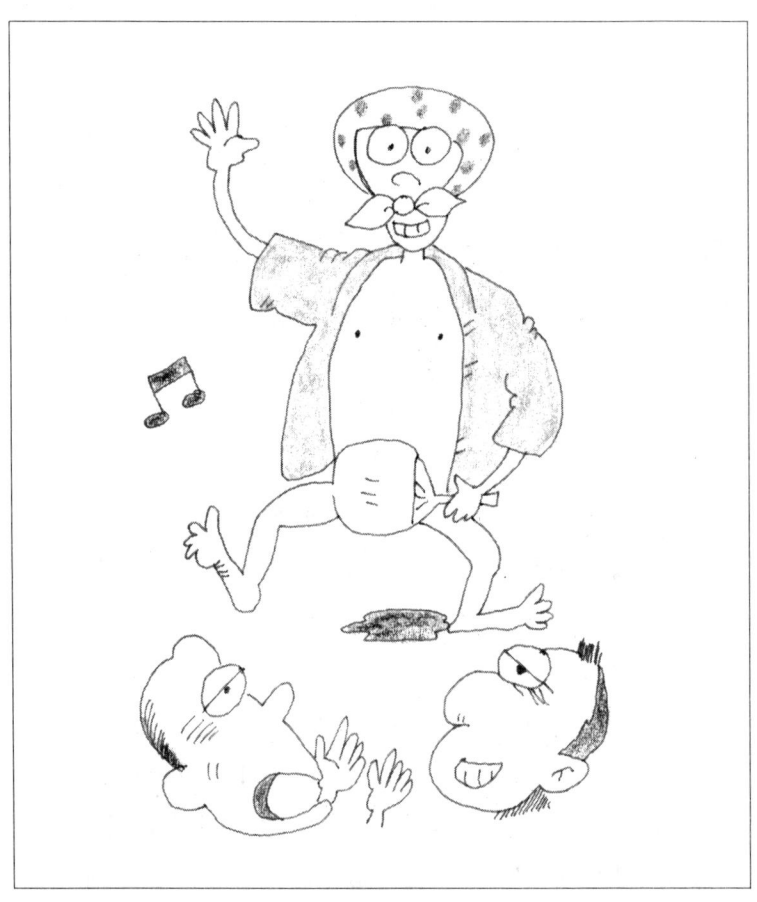

개인적인 예방 대책

전항에서 여러 가지 말한 사회적 조건도 물론 중요하지만 그것들은 모두 간접적인 효과에 불과한 것이다.

결국 성병 예방에 직접 도움이 되는 것은 각 개인이 어떤 주의를 지키면 좋으냐 라는 것이다.

이것에는 그 자리에서 실시하는 처치와 그 이전에 지켜야 할 주의로 나눌 수 있다.

우선 그 이전의 주의부터 얘기한다.

□ 음주(飮酒)의 해(害)

의사들이 외래 진료에서 환자에게 성병에 걸리게 된 상황을 물으면 '술을 마시고 취해 그만 친구에게 유혹을 당하여……'라고 변명하는 사람이 많이 있다.

자신이 유혹했는지 어떤지 의심쩍지만 술에 취해 있었다고 하는 쪽은 사실과 같다.

평소에는 그런 일을 해 보고 싶다고 생각해도 자제하고 있지만 알콜의 힘으로 그 자제력을 잃으면 밤의 여자와 어울리게 될 것이다.

더구나 취해 있으면 알콜에 의해 마비되어 있기 때문에 성교 시간이 길어지고 행위도 거칠어지며, 또한 예방 처치를 하지 않는 경우가 많아지기 때문에 성병에 걸릴 확률이 한층 높아진다.

□ 포경(包莖)과 성병(性病)

포경이라고 하는 것은 나중에 얘기하겠지만 음경의 끝을 감싸는 껍질이 어른이 되어도 아이 때와 마찬가지로 귀두를 감싸고 있는 상태를 말하는 것이다.

예전엔 이것은 쾌감이 적고 병에 걸리기 쉽다고 하는 이유로 업신여겨지고 있었다.

원래 이 포경은 구미에 많고 국내엔 적었지만 국내에서도 해를 거듭할수록 통계를 따라 보면 점점 포경인 사람이 늘어나고 있어 구미와 같이 가까와지고 있는 것 같고, 이것을 업신여기는 풍습도 점점 없어진 듯하다.

그런데 포경과 성병의 관계인데 옛날부터 경험적으로 이 사람은 성병에 걸리기 쉽다고 생각되고 있었던 것 같다.

이 관계를 주로 집안에만 있던 사람이 어쩌다 밖에 나오면 감기에 걸리기 쉽듯이, 항상 껍질을 뒤집어쓰고 있어 피부가 얇은데 어쩌다 껍질을 벗으니까 전염이 빨라서 보통 사람보다 하감(下疳)을 입기 쉽다고 하는 식으로 설명하고 있는 의학 서적이 있다.

그것이 과연 사실인지 어떤지 현재의 의학 통계로 조사해 보면 매독과 연성하감(軟性下疳)은 분명히 포경인 사람쪽이 그렇지 않은 사람보다 성병에 걸리는 확률이 높다고 되어 있다(다음 표는 그 일례).

단, 임병과의 관계는 확실치 않아서 오히려 포경인 사람쪽이 걸리기 어렵다는 통계를 내고 있는 사람도 있다.

◈성병과 포경(%)

		전에 걸린 적이 있는 사람		현재 걸려 있는 사람	
		비포경	포경	비포경	포경
임 병	(사람수)	1,195	863	51	62
	(%)	17.7	34.7	0.45	2.49
그밖의 성병	(사람수)	921	446	47	76
	(%)	8.1	17.7	0.41	3.05
계	(사람수)	2,116	1,309	98	138
	(%)	25.8	52.4	0.86	5.54

그렇기 때문에 포경인 사람이 성병에 걸리기 쉽다거나 걸리기 어렵다고 한 마디로 단언할 수 없고, 따라서 성병 예방상 포경 수술을 하는 편이 좋다고 단언할 수는 없다.

그러나 임병과는 무관계라는 통계도 많지만 하감(下疳)에는 걸리기 쉽다는 결과가 되고 있는 이상 역시 수술해 두는 편이 좋다고 할 수 있을 것이다.

□ 성교시(性交時)의 처치

다음에 그 자리에서 실시하는 예방 처치에 대해서 설명한다.

① 콘돔

이것이 올바르게 이용되면 거의 완전히 성병에 걸리는 것을 막을 수 있다.

그러나 앞에서 서술한 이유 때문에 좀체로 사용되기 어려운 법이다.

전시 중 병대의 외출에 있어서 매회 전원에게 이것을 지참하게 한 시기나 지역이 있었는데 역시 걸려오는 사람이 많이 있었다.

또 한편 전쟁 중 내륙의 어느 사단에서 사단장이 성병은 정신교육으로 없애야 한다는 신념에서 P.X.(병영 안에서 여러가지 것을 팔고 있는 곳)에서 콘돔을 팔도록 했더니 순식간에 성병에 걸리는 비율이 높아졌다고 한다.

이 사실은 콘돔이 예방에 도움이 되는 것임을 나타내고 있음과 동시에 정신 교육만으로는 성병을 예방할 수 없다고 하는 사실을 말해주고 있다고 할 수 있을 것이다.

이것은 보통 고무 제품이 많이 이용되고 있지만 성감을 가능한 한 줄이지 않도록 매우 얇게 만들어져 있기 때문에 구멍이 뚫려 있는 불량품이 있으므로 주의해야 한다.

이것을 조사하기 위해서는 사용 전에 담배 연기를 불어보면 곧 알 수 있다.

제조원에서 대량으로 검사할 경우에는 물에 담그고 자루 안과 밖에 전극을 두고 전기가 통하는지 어떤지를 보면 간단히 알 수 있다.

② 성병 예방약

이것은 행위 전후에 국부에 발라서 병원체를 죽이는 것이 목적으로 크림상으로 되어 있다.

이전 해군에서 조사된 사실이지만, 하사관병에게 배급해서 그것을 사용한 사람 49%, 사용하지 않고 유흥한 사람 44%, 그 각각의 성병에 걸린 비율은 1.5%와 6.4%였다고 한다.

이것으로 증명되듯이 이용하면 상당히 효과가 있음을 알 수 있다.

③ 세정(洗淨)

끝난 후 곧 국부를 충분히 씻어서 깨끗이 한다는 것도 예방상 매우 도움이 된다.

가능하면 그 세정액은 액성 비누액이나 그 밖의 소독약 쪽이 한층 효과가 있으며, 그 주위를 충분히 넓게(배꼽 밑에서부터 넓적다리 안쪽까지) 씻을 필요가 있다.

콘돔을 이용했을 경우라도 콘돔으로 감싸여 있는 부분 이외에 옮을 위험이 있기 때문에 씻어두는 편이 안전하다.

또한 끝난 후 곧 소변을 보는 것도 일종의 요도 세정(尿道洗淨)으로 임병에 걸리는 것을 막는 효과가 있다.

④ 항생 물질(抗生物質)

이 종류의 약을 직전이나 직후에 이용하면 발병을 막을 수 있지만 나중에 이용할 경우는 수 시간 이내가 아니면 효과가 불확실해진다.

　사용되는 약은 페니실린이 주이지만 다른 세파레키신이나 테트라사이클린 등의 계통의 약도 효과가 있다.

　여성의 경우는 이것들을 포함하는 질 속에 넣는 약(發泡膣錠 ; 발포질정)이 있어 이것도 예방력이 있음이 확인되고 있다.

　더구나 미국군의 조사에 따르면 임병을 갖고 있는 여자와 남자가 무방비로 관계했을 경우, 그 병에 걸리는 비율은 22.1%라고 한다.

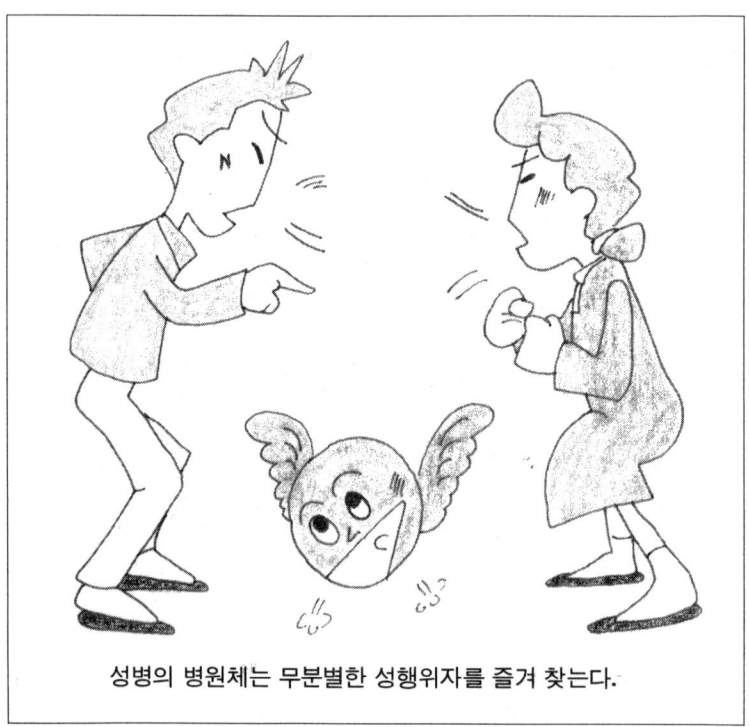

성병의 병원체는 무분별한 성행위자를 즐겨 찾는다.

제 12 장

성(性)과 관계가 있는 병(病)

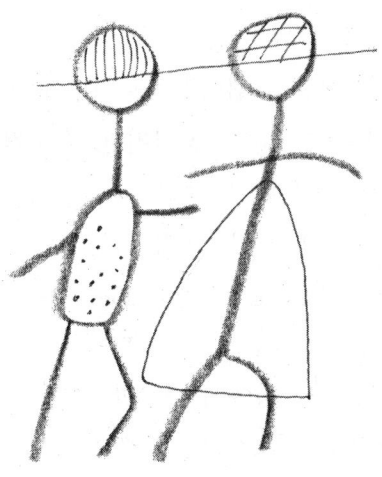

포경(包莖)에 대하여

　음경(陰莖) 끝의 귀두(龜頭)를 포피(包皮)가 덮은 채로 되어 있어 귀두가 항상 밖으로 나와 있지 않은 상태를 포경이라고 한다.
　소년기는 전부 이 상태이다.
　그것이 20살을 지날 무렵이 되면 자연히 포피가 벗겨져서 귀두가 노출하게 되는 것이 보통이지만 그 무렵이 되어도 포피를 뒤집어쓴 채인 상태를 계속하는 사람이 있다. 이것이 일종의 병으로 여기에서 얘기하는 포경이다.
　이 경우 포피의 가장 끝의 입구(포피륜이라고 한다)가 작아서 포피를 반전할 수 없는 것(진성포경)과 단지 포피가 너무 길 뿐으로 입구는 작지 않아서 반전할 수 있는 것(가성포경)이 있으며, 모두 포피가 뒤집어 쓴 채로 있으면 그 속에 더러운 것이 고여 염증을 일으키거나 또는 성병에 걸리기 쉽고, 음경암(陰莖癌)의 원인이 될 수도 있기 때문에 수술해 두는 편이 좋다.

특히 진성의 경우에서 포피가 너무 짧으면 음경의 발육을 방해하거나 발기 때에 아픈 경우도 있기 때문에 필요가 있다.

또한 유아라도 심한 포경의 경우는 음경이 속에 묻혀 버리거나, 입구가 가늘면 소변이 실같이 가늘어지고 있는 경우도 있으므로 수술할 필요가 있다.

단, 가성포경으로 포피를 자유롭게 반전할 수 있어 아무런 고통이나 장해가 없는 사람은 목욕탕에 들어갈 때마다 포피를 충분히 뒤집어서 그 안쪽에 쌓여 있는 더러운 것을 완전히 씻어내서 깨끗이 해 두도록 주의하고 있으면, 수술하지 않아도 해는 없다.

더구나 이 병의 대부분은 앞에서 얘기했듯이 선천적인 것이지만 드물게는 포피륜(包皮輪)에 심한 염증이 있었던 후에 그곳이 좁아져서 포피를 반전할 수 없게 되는 경우도 있다.

이 수술은 포피륜의 좁은 부분을 잘라 벌리고, 남은 피부를 잘라내는 것으로, 매우 간단해서 국소마취로 조금도 아프지 않게 할 수 있어 수술 직후에 걸어서 돌아갈 수 있다.

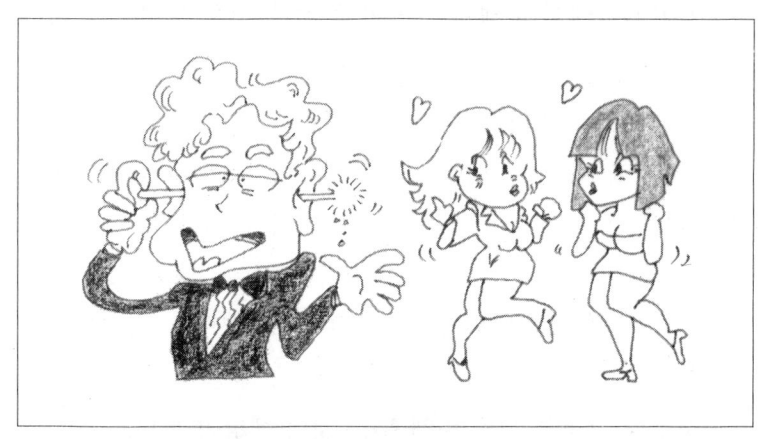

귀두염, 포피염, 귀두포피염에 대하여

이것들은 음경의 끝이 빨갛게 붓고 아픈 병으로 아이에게 잘 일어나며, 어른에게도 일어나는 경우가 있다.

아이의 경우는 포피염(包皮炎)이 많아 옛날부터 쥐에게 소변을 뿌리면 이렇게 된다고 하지만 학문적인 근거는 없는 것 같다.

어른의 경우는 성병이 아닐까 놀라서 병원을 찾는 사람도 있다.

연성하감이나 임병에서도 이렇게 되는 경우가 있지만 이곳은 붓기 쉬운 부분으로 포피 속이 불결하거나 속옷 등에 의해 문질러지는 경우에 많이 일어나기도 한다.

포경이 있으면 그 속에 고름이 차서 치료되기 어려우므로 심할 때는 수술해서 포경을 잘라 벌려야 하지만 그렇지 않은 보통의 것은 어른이나 아이나 붕산수(硼酸水) 냉습포(冷濕布)와 화학요법제(세파레키신, 페니실린, 테트라사이클린 등)을 복용함으로써 간단히 치료된다.

평소부터 그곳을 깨끗이 해 두는 것이 예방이 된다.

첨규(尖圭) 콘지롬에 대하여

이것은 귀두 뿌리의 관상구에 생기는 일종의 사마귀와 같은 것으로 포경인 사람에게 많이 볼 수 있다.

이름이 매독 때에 생기는 편평 콘지롬과 비슷하고 생기는 장소도 대개 같기 때문에 흔히 매독이 아닐까 걱정하는 환자가 있다.

그러나 그 모양은 그 이름이 첨규(尖圭)와 편평(扁平)으로 다르듯이 전혀 다르다.

첨규쪽은 그 하나 하나의 사마귀는 별사탕과 같이 작은 가시가 많이 있어 그것이 몇 개나 관상구에 늘어서 있는 것이고, 편평은 평평하고 대개 1개이므로 한눈에 구별할 수 있어 이 두 개는 전혀 관계가 없는 다른 것임을 알 수 있다.

평소 포경 등으로 관상구를 더럽게 해 두면 생기기 때문에 이곳을 깨끗이 해 두는 것이 이 병의 예방이 되고, 생긴 것은 그 뿌리부터 전기메스로 태워 잘라두면 곧 치료된다.

음경암(陰莖癌) 콘지롬에 대하여

보통 40세 이상의 사람에게 생기지만 20대라도 나타나는 경우가 드물게 있으며, 남성에게 생기는 모든 암 중의 5%정도에 해당한다고 하니까 그렇게 많지는 않다.

이것은 처음 음경 끝에 생기고 그 후 점점 뿌리쪽으로 진행해서 마침내는 음낭, 하복부에도 이른다.

포경이 있는 사람에게 생기기 쉽다고 하지만 어른이 되고나서 포경 수술을 해도 그 발생을 예방할 수 없는 경우가 많은 것 같다.

유태인은 생후 8일에 할례라고 해서 포피의 배면을 자르는 풍습이 있어서 그 발생을 거의 보지 않는다고 한다.

처음은 첨규 콘지롬과 비슷한 경우가 많고 통증도 대수롭지 않기 때문에 신경쓰지 않고 있는 사이에 차차 커지는 경우가 있다.

특히 포경으로 그 속에 생겨있는 경우는 전혀 모르고 있는 적도 있지만 빨리 발견하면 음경의 끝만 자르면 되고, 또 자르

제12장 성과 관계가 있는 병 · 187

지 않고 라듐 등으로 치료할 수 있지만 진행한 것은 음경은 물론 음낭까지도 모두 잘라버려야 한다.

따라서 뭔가 이상한 것이 음경에 생기면 빨리 진찰을 받을 필요가 있다.

빨리 발견되었을 경우는 그 병이 암이라도 그 대부분은 완전히 치료된다.

음경을 절단한 후 보기 싫어서 곤란하다는 경우는 배의 피부를 통과 같이해서 음경 모양과 비슷하게 해 의음경(의족 등과 같은 의미)을 만들수도 있지만 이것에는 몇 개월이나 걸려서 몇 번인가 수술해야 한다.

더구나 최근은 수술하지 않고 브레오마이신이라는 약으로 치료할 수 있게 되었다.

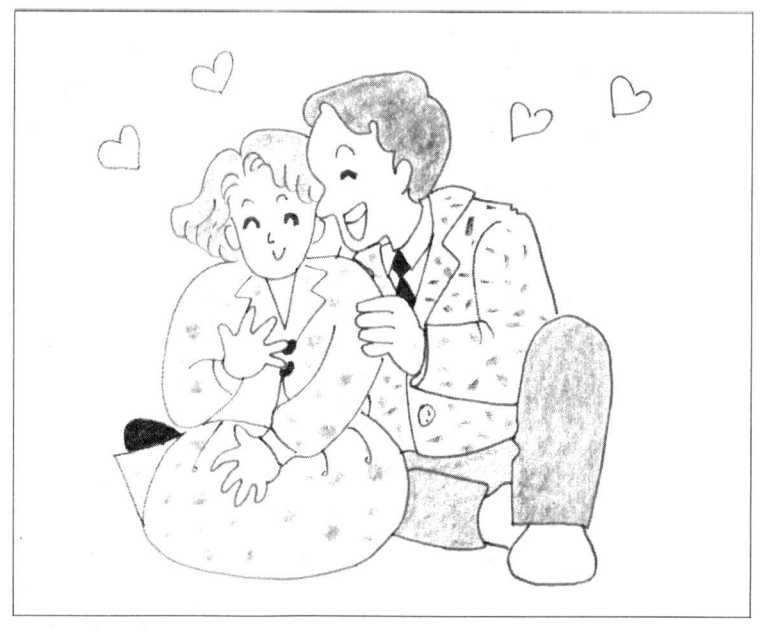

음경결핵진(陰莖結核疹)에 대하여

결핵도 매독과 마찬가지로 몸 어디에나 생기는 병이라는 사실은 여러분도 아실테지만 음경에까지 생기리라고는 생각하지 않는 사람이 많지 않을까?

이 경우는 처음 귀두부터 관상구에 걸쳐 수 개의 비이즈 구슬 정도의 작고 딱딱한 것이 생기고 곧 점점이 화농해서 터져 궤양이 되기 때문에 다소 연성하감과 비슷하지만 별로 통증은 없다.

이것은 자연히 치료되는 경우가 있지만 또 다른 장소에 생기는 것이 보통이다.

수 년에 걸쳐서 생겼다 치료되었다. 반복하며 오랜 경과를 거친다. 치료되면 그곳은 움푹 패인 반흔이 되어 평생 남는다. 단, 최근은 매우 적어져서 거의 볼 수 없게 되었다.

치료로서는 라듐을 쬐는 방법이 좋고 또한 피라지나마이드와 히드라지드의 병용법(倂用法), 혹은 파스를 복용하는 것도 효과가 있다.

음부포진(陰部疱疹)에 대하여

 이것은 귀두, 포피, 대·소음순 등에 생기는 밤알 정도의 작은 수포로 가벼운 통증이나 가려움이 있고, 곧 터져서 짓무르지만 데르마톨이나 땀띠약 가루 등을 뿌리고 붕대를 감아두면 1주일 정도에 치료된다.
 흔히 성병이 아닐까 걱정하고 찾아오는 사람이 있는데, 이것은 감기에 걸렸을 때나 위장을 해쳤을 때 등에 입 주위에 생기는 작은 수포와 유사한 성질의 것으로 단순성 포진이라고 하는 것의 일종으로 성병과는 전혀 관계없다.
 다만 이런 것이 생겨 있을 때에 성교 등을 하면 다른 미균이 묻어서 짓무름이 심해져 화농해서 치료되기 어려워지는 경우는 있다.

음경형성성경결(陰莖形成性硬結 ; 페이로니병)에 대하여

이것은 음경 피부의 아래(해면체의 격벽이나 그것을 덮는 근막)에 딱딱한 응어리가 몇 개인가 생기는 병으로 그 원인은 아직 모르고 있다.

통증이 없기 때문에 모르고 있는 경우도 있지만 음경이 발기했을 때에 구부러지는 증상으로 눈치채는 경우가 많은 것 같다.

수술해서 이 응어리를 제거해 버리면 치료되지만 나중에 모양이 이상해지는 경우가 있으므로 비타민E나 코티존의 주사나 라듐, 혹은 X선 치료쪽이 좋다는 의견도 있다.

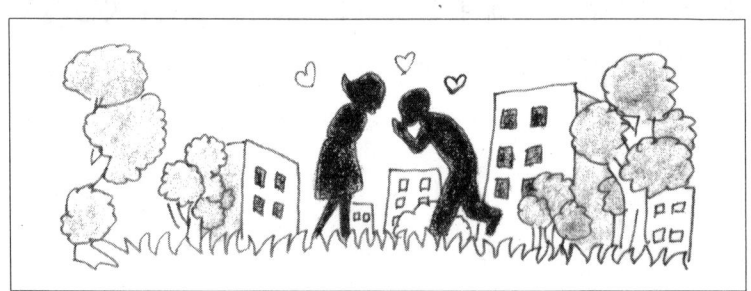

음경(陰莖)의 손상(損傷)에 대하여

교통이나 기계 사고로 여기에 큰 상처가 생기면 출혈(出血)이 많아 그대로 사망하는 경우도 있으므로, 곧 피를 멈추는 것이 중요하다.

또한 이런 사고로 피부와 그 내용물과의 사이가 떨어져 버리면 내용물만 음낭 속이나 하복부 속으로 들어가 버리는 경우가 있다(음경탈구).

그 밖의 손상으로서는 음경절증(陰莖折症)이라는 것이 있어 이것은 피부 밑에서 그 내용물인 해면체를 둘러싸고 있는 백막(白膜)이라는 것이 찢어졌을 경우를 말하는 것으로 발기 상태에서 억지로 구부렸을 때에 일어나는 경우가 있다.

또한 무턱대고 음경에 반지 등을 끼우면 그 끝에 혈액이 모여 크게 부어 반지를 뺄 수 없게 되어 그 끝 부분은 혈액이 통하지 않게 되어 그대로 놔 두면 썩어서 떨어져 버린다. 이런 경우는 모두 빨리 의사에게 가서 처치를 받아야 한다.

옴(疥癬)에 대하여

　이것은 개선충(疥癬虫)이라는, 육안으로 겨우 보일 정도의 작은 흰 곤충이 피부 표면에서 그 속에 터널을 파듯이 해서 들어가 그곳에 기생하기 때문에 일어나는 병이다.
　이 벌레는 흔히 에로충이라고도 한다.
　몸의 피부가 부드러운 부분을 좋아해 손가락 사이, 겨드랑이, 아랫배, 넓적다리 안쪽 등과 함께 흔히 음경이나 대음순 부근에 기생하고, 성교나 한 이불에 함께 눕는 행위 등으로 인해 옮기 때문에 준성병(準性病)으로서 취급하고 있는 사람도 있을 정도이다.
　더구나 그 이름에 어울리게 밤중이 되어 몸이 따뜻해지면 피부 속으로 기어 들어가서 터널 공사를 시작하기 때문에 그 때에 매우 가려움증을 느낀다.
　이 터널의 길이는 3~5mm 정도로 그 양 끝, 즉 그 입구와 막다른 곳의 벌레가 있는 곳 두 군데는 밤알 정도 크기로 작고 빨갛게 부어 있다. 따라서 몸이 따뜻해지면 가렵고, 그 가려운

제12장 성과 관계가 있는 병 · 193

곳에 붉은 점들이 두 개씩 나란히 있는 것 같으면 이 병이 아닐까 생각할 수 있다.

이것을 치료하는 방법은, 생겨 있는 곳에 스카볼 등을 매일 목욕한 후 곧 문지르면 되는데 이래서는 벌레를 죽일 수는 있어도 알을 죽일 수는 없기 때문에 가려움이 사라져도 앞으로 수일 간(알이 부화할 때까지 1주일 걸린다)은 약을 바를 필요가 있다.

더구나 벌레나 알이 피부, 잠옷, 침구 등에 붙어 있기 때문에 뜨거운 물에 담그거나 일광 소독을 하거나 살충제를 뿌려서 이것들을 죽여 버리도록 하는 것이 중요하다.

무엇보다도 몸을 청결하게 하고 위생 상태에 신경쓰는 것이 가장 좋은 예방법이다.

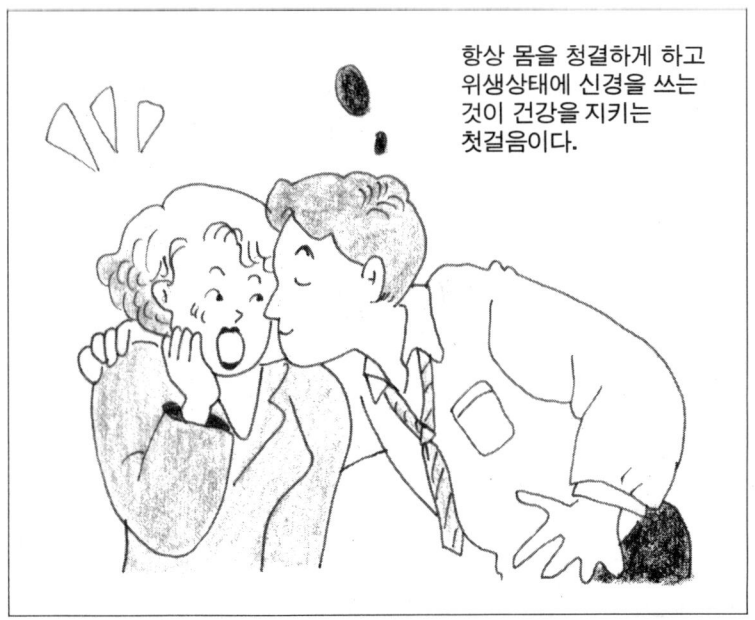

항상 몸을 청결하게 하고 위생상태에 신경을 쓰는 것이 건강을 지키는 첫걸음이다.

음부(陰部)에 생기는 피부병에 대하여

음낭이나 대음순 등에 완고한 습진이 생기는 경우도 있어 여성은 월경 때나 갱년기에 음부소양증(陰部搔痒症)이라고 해서 그저 공연히 가려운 경우도 있고, 사상균(糸狀菌)이라는 곰팡이가 생겨서 완선이 되는 경우도 있다.

이것들은 모두 가려움증이 강하고 더구나 치료되기 어려운 병이다. 그 자세한 내용은 여기에서는 생략한다.

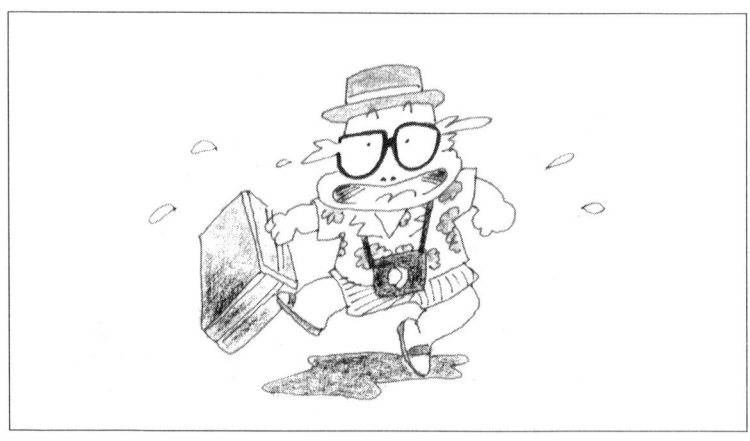

지속발기증(持續勃起症 ; 프리아피즘)에 대하여

이것은 음경이 발기한 채로 며칠 간이나 계속되고 있는 상태를 말하는 것으로 드문 병이지만 환자에게 있어서는 큰 일이다.

이 병의 원명은 Priapismus라고 해서, 이 말은 Priapos라고 하는 그리스 신화 속에 나오는 신의 이름에서 딴 것이다.

Priapos라는 것은 사랑의 신 비너스와 술의 신 바카스 사이에 태어난 아이로 위대한 음경을 갖고 있었다고 한다.

더구나 외국의 일부인은 Satyriasis(남자음욕항진증 ; 男子淫慾亢進症)라는 말과 혼동하고 있지만 이 말도 역시 그리스 신화 속에 나오는 Satylos라는 반인 반양(半人半羊)의 음신(淫神)에서 딴 것이다.

이 신은 상반신은 사람의 몸을 하고 있고, 하반신은 음귀(淫龜)의 상징인 양으로 되어 있다.

음경의 발기 상태가 계속된다는 것은 음욕이 이상하게 높아진 결과라고 생각해서 이 양쪽의 말이 혼동된 것이겠지만 며칠이나 그런 상태가 계속된다는 것은 음욕이 높아지고 있을 뿐으로는 일어나지 않는 것이다.

또한 그런 상태를 두고 성욕에 의한 반응이라고 하기엔 무리가 있으므로 이 양쪽의 말은 구별해서 이용해야 하는 것은 당연하다.

더구나 이 때의 발기 상태가 보통의 발기와 다른 점은, 첫째로 그 지속 시간이 이상하게 긴 것으로 보통 1개월 전후, 긴 예에서는 2년이나 계속된 사람도 있다고 보고되고 있다.

또한 이 경우는 성감을 수반하지 않을 뿐만 아니라 통증이 있는 점, 만지면 차가운 점, 귀두 부분은 팽창해 있지 않는 점, 그 상태인 채 소변을 쉽게 내보낼 수 있는 점 등도 다르다.

왜 이런 상태가 오래 계속되느냐 하는 의학적인 설명은 상당히 어려운 것으로 아직 확실히 모르고 있기 때문에 여기에서는 생략한다.

대개는 음경을 발기시키기 위해서 그 속에 충만한 혈액이 어떤 원인으로 그 돌아오는 길을 차단당하게 됨으로써 발생하는 바, 백혈구나 종양 등일 때에 흔히 일어난다는 것이 통계상 나타나 있다.

그 다음에 많은 것은 성적 이상자극(性的異常刺戟)이라고 되어 있다.

이 때문에 이 병이 일어날 때의 상황에 대해서는 여러 가지 재미있는 경우가 있다. 문헌상 발표된 예 한두 가지를 얘기해 둔다.

같은 성적 자극이라도 거기에 민감한 사람에게는 그것이 이상하게 강하게 느껴지는 법으로 이 의미에서 이 때문에 일어나는 경우는 젊은 사람에게 많고, 또한 신혼 때에 흔히 일어나고 있다.

그 일례는 17세의 소년으로 매일 2~3회의 성교를 2주일 계속한 후에 일어나서 그 소년은 이것은 아직 성욕이 충분히 만족되지 않았기 때문이라고 생각하고 수음이나 성교를 몇 번 반복했지만 치료되지 않아 마침내 수술을 받고 치료받고 있다.

또한 어떤 예는 22살에 결혼, 9일째의 신혼여행 중에 일어나서 차츰 통증이 강해져 마침내 그 때문에 걸을 수 없게 되었다고 하는 경우이다.

의사를 방문해서 전신마취를 받았지만 통증은 사라져도 발기상태는 조금도 변하지 않기 때문에 역시 음경 절개 수술을 받고 겨우 치료되었다고 한다.

이 외에도 신혼 시절에 일어난 예로서 36세에 결혼, 15일 후 발생했으며 28세에 역시 15일 후라는 예가 있다.

비교적 고령자로서는 48세의 농부로 매일 1~2회의 성교를 반복하고 있는 중에 그 성교에 계속해서 강직 상태가 계속되었다는 보고도 있다.

또한 이상의 성적 홍분 상태에서 일어난 예로서는 27세의 노동자로 밀회 성교 중 그 집 남편이 들어왔기 때문에 갑자기 중지했더니 그 후 계속해서 본병이 되었다는 예, 37세의 미혼 남자가 9년째 성교 중절을 습관으로 해 온 사람에게 격렬한 통증을 갖고 시작했다는 예, 19세의 기사(騎士)로 연상의 여성에게 음경을 농락당해 성교직전의 홍분상태에서 성교를 거부당하고 그대로 이 병으로 이행한 예, 아버지가 빨리 죽어 어머니와 이상한 관계가 있었던 사람에게 일어난 예, 평소 오랫동안이나 동성애의 꿈을 꾸는 버릇이 있는 사람에게 일어난 예 등이 보고되고 있다.

더구나 성적으로 흥분시키는 약제 때문에 일어나는 경우도 있다.

이런 종류의 것으로서는 스트리키니네제를 1일 4회씩 10일간 복용하고 있었던 38세의 남자가 욕정적인 꿈을 꾸고 일어난 예, 24세의 음경이 선천적인 호르몬 부족이기 때문에 병적으로 작은 사람(이것을 유환관증이라고 한다. 나중에 설명한다)이 강력한 남성 호르몬을 하루 걸러 4회 주사한 결과 마지막 주사일 오후부터 이 병이 일어난 예, 28세의 남자가 요힘빈 복용중에 일어난 예 등의 보고가 있다.

고환이 3개 있는 19세의 사람에게 일어난 예에서는 그 남은 1개의 고환을 수술해서 제거하자 치료되었다고 한다.

이상은 성에 관계가 있는 것만 문헌에서 발췌하여 얘기한 것으로 앞에서도 얘기했듯이 이것들은 전체에서 보면 적고, 이것들 외 백혈병이나 종양 등으로 인한 것을 합치면 전세계에서 수백례의 보고가 있다.

이들 중 세계에서 가장 오래된 것은 1616년 petraens라는 사람이 보고한 예로 동양에서는 「외과중방규구(外科重方規矩)」(1685년)라는 책 속에 '목신(木腎)이라는 것은 음자 경대해지지만 아프지 않는 것이다'라는 기재가 있어 이것이 지속 발기증에 해당하는 것이 아닐까 한다.

옛날엔 신장은 정액을 만드는 장소로 정력의 근본이라고 생각되고 있어서 신허(腎虛)가 된다는 것은 과음 끝에 정액이 다 나온 상태를 가리킨다.

이 문헌을 보면 신장은 소변을 분비하는 기관으로서가 아니라 성과 관계가 있는 기관이라고 생각되고 있었기 때문에 목신이라는 말이 이용되고, 목신이란 성의 상징이 신장의 영향으로 인해 나무와 같이 딱딱해져 있는 것이라는 식으로 생각되고 있었던 것은 아닐까?

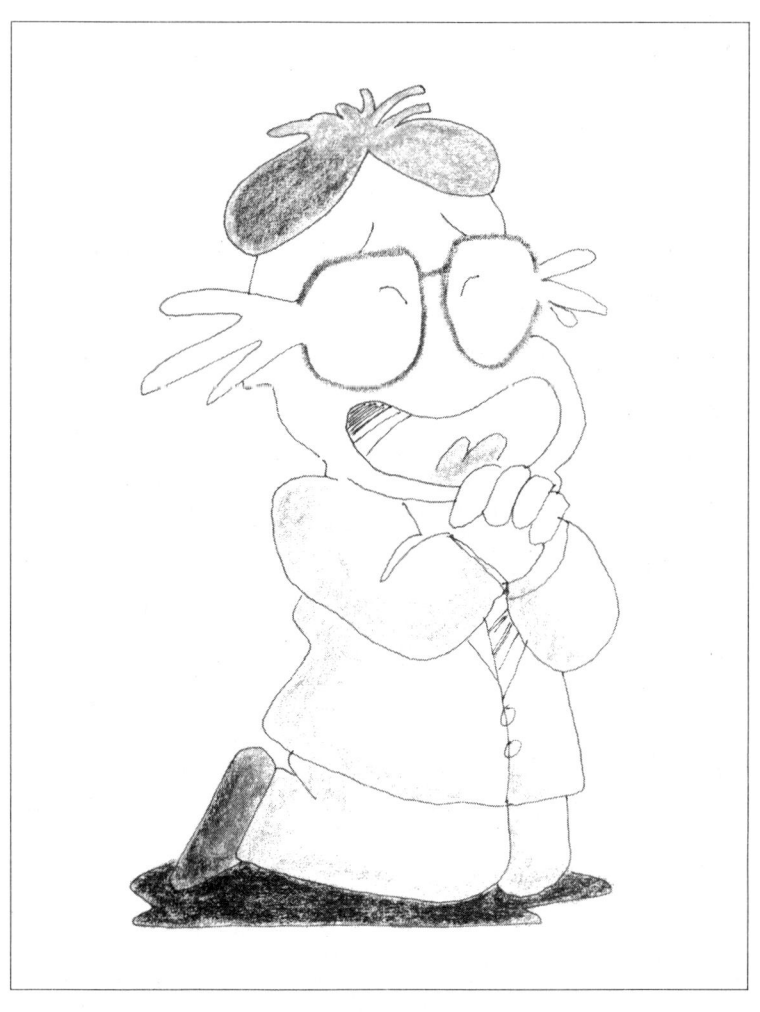

정류고환(停留睾丸 ; 잠복고환)에 대하여

　앞에서도 얘기 했듯이 어머니의 태 내에서는 고환은 태아의 뱃속에 있고, 태어날 무렵이 되어 음낭 속으로 내려가는 것이지만 그것이 선천적인 어떤 원인으로 완전히 내려가지 않고 도중에서 멈춰 버리는 경우가 있어 이것을 정류고환 혹은 잠복고환(潛伏睾丸)이라고 한다.
　이 경우는 음낭 속에 고환이 한 개밖에(한쪽의 경우), 혹은 2개 모두(양쪽성의 경우) 없기 때문에 대부분은 4, 5세가 되어서야 어머니가 깨닫고 깜짝 놀라서 병원에 데려오지만 드물게는 20살을 넘고나서 스스로가 처음으로 발견하는 경우도 있다.
　이런 것은 호르몬 부족으로 일어나는 경우가 많기 때문에 우선 호르몬 요법을 실시해 보는 것도 한 방법이다.
　호르몬의 고환에 대한 장해도 있을 수 있기 때문에 최근은 이루어지지 않는 경향에 있다. 그래서 보통, 수술해서 이것을 내려 음낭 속에 넣어 고정한다(고환고정술). 수술은 5, 6세경이 적당하다.

제12장 성과 관계가 있는 병 · 201

그러나 극히 드물게는 선천적으로 고환이 없는 경우도 있다. 이런 때는 어쩔 수 없다.

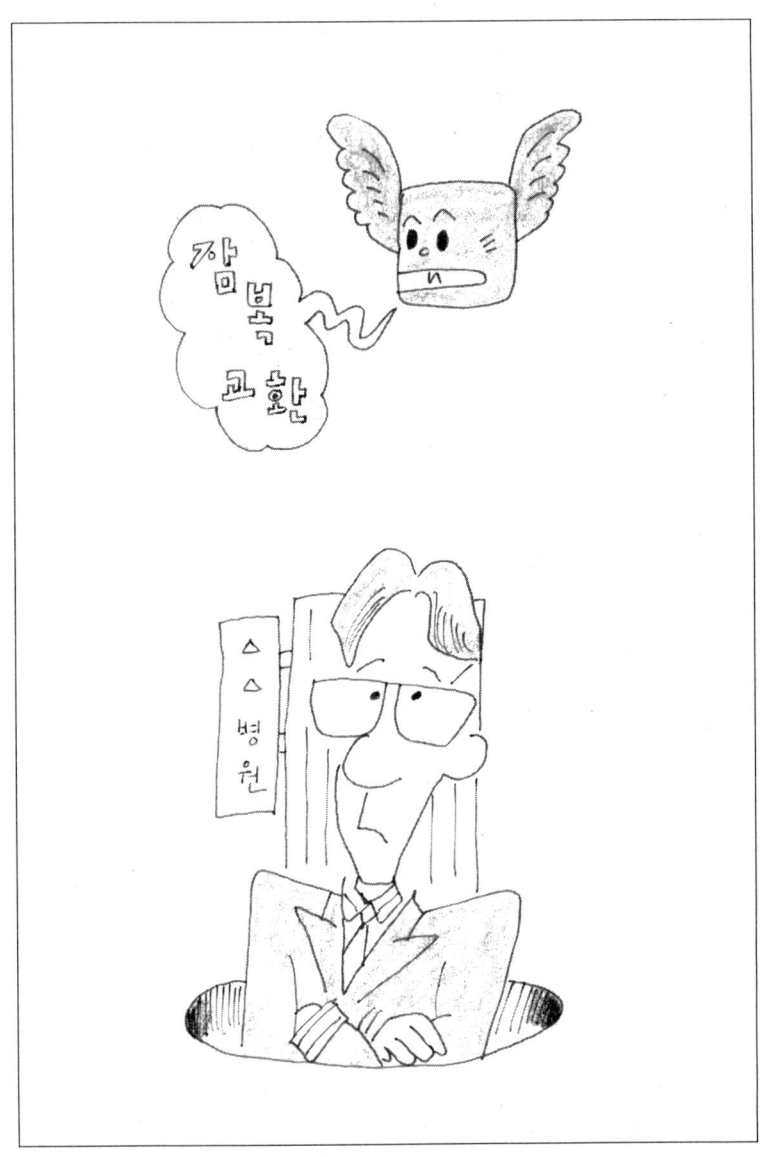

요도하열(尿道下裂)에 대하여

 이것도 선천적인 기형으로 요도의 하면이 갈라져 있어, 요도구가 음경 끝까지 가 있지 않고 음경 도중에서 끝나는 것을 가리킨다.
 심한 경우는 음낭까지 2개로 갈라져서 좌우로 나누어져 있고, 회음부(會陰部)로 요도구가 열려 있는 경우가 있어 이렇게 되면 여성의 외음부와 점점 비슷해진다.

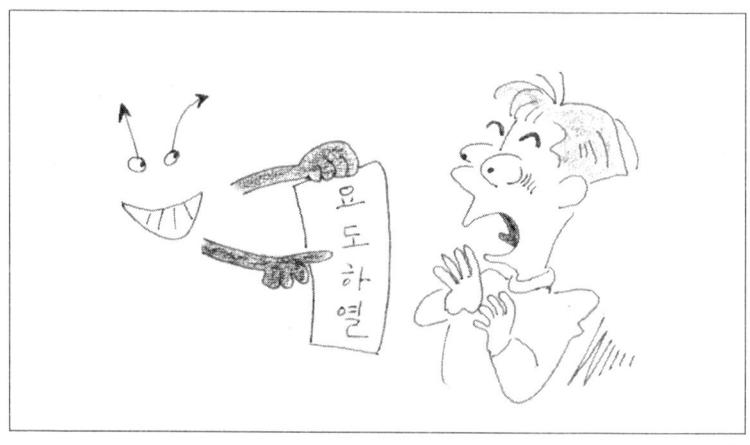

반음양(半陰陽)에 대하여

　이것도 선천적인 기형으로 전항에서 얘기한 요도하열이 심할 때는 음경의 발육도 나빠 꼭 음핵 정도가 된다.
　좌우로 갈라진 음낭은 대음순과 같이 보이고 또한 질과 같은 것도 생겨 있기 때문에 언뜻 여성의 외음부와 구별하기 어려워서 이런 상태를 남성 가성반음양(男性假性半陰陽)이라고 한다.
　그러나 이 경우는 좌우로 나누어진 음낭 속에는 고환이 들어있고, 몸 속에 있는 성기(내성기)로서는 전립선이나 정낭선도 있다고 하는 것으로 사실은 남자이기 때문에 가성이라는 글자가 붙어 있다.
　한편 여자도 체 내의 성기로서 자궁이나 난소가 있으면서 음핵이 커져 있어 음경과 같이 보여 남자의 요도하열이라는 상태의 것을 여성가성반음양(女性假性半陰陽)이라고 한다.
　이 두 가지의 가성반음양 중에서는 남성 가성반음양 쪽이 그 수가 훨씬 많다.

그렇다면 가성(假性)이 아니고 진성반음양(眞性牛陰陽)이라는 것은 어떤 것이냐 하는 의문이 당연히 생긴다.

그것은 외관은 물론 남녀의 구별이 확실치 않은 데다가 몸 속을 조사해 봐도 고환도 난소도 자궁도 있는 것을 말한다.

이런 경우에 남녀의 구별을 하는 방법으로서 성(性)크로마틴검사법이라는 것이 있다.

이것은 몸의 세포(보통 뺨 안쪽의 점막을 문질러서 떼어낸 세포를 이용한다)를 현미경으로 검사하면 여자의 세포에서는 그 속의 성크로마틴(염색질)이라는 것의 모양이 다르기 때문에 세포를 100이나 200개 조사해서 여성형의 성크로마틴을 가진 세포가 많을 경우는 이것을 여성이라고 판정하는 방법이다.

더구나 이 검사법에 의해 자궁 속의 양수를 뽑아 조사해 보면 어머니의 태 내에 있는 아이의 성별을 확인할 수도 있다. 좀더 정확히 남녀의 구별을 하기 위해서는 성염색체(섹스 크로모조멘)를 조사할 필요가 있다.

인체의 세포의 핵 속에는 염색체가 46개 있어서 남자는 보통의 염색체 44개 외에 XY의 성염색체가 있고, 여자는 44개 외에 XX의 성염색체(性染色體)가 있기 때문에 구별된다.

진성반음양의 치료는 성염색체를 조사해서 본래 성의 외음부 모양으로 되돌려 주는 수술을 하는 것이 원칙이지만 그 당사자 및 가족이 희망하는 성, 혹은 지금까지 길러져 온 성 쪽으로 치료하는 것이 보다 실제적이다.

예를 들어 그 사람이 원래 남자로서 길러져 온 것이라면 몸 속의 자궁이나 난소를 제거하고 요도하열의 정형수술을 해서 요도구를 끝쪽에 붙인다는 수술을 하는 것이다.

가성반음양의 경우는 물론 그 본래의 성으로 되돌리도록 하지 않으면 호르몬 관계가 제대로 되지 않는다.

진성의 것은 적고, 가성의 것, 특히 남성가성의 것이 가장 많다.

가끔 여자 육상 선수 중에서 상당히 기록이 좋기 때문에 잘 조사해 보았더니 이 병으로 사실은 남자였다고 하는 경우가 있는데 그것은 이런 경우이다.

더구나 반음양의 어원은 Hermaphroditismus라고 하는데 이 말의 어원도 그리스 신화에 있는 것으로 남신의 Hermes(로마 신화의 Mercury에 해당한다)와 여신 Aphrodite 사이에 태어난 아이 Herm-aphrodite의 이름에서 유래하고 이 아이는 양성을 갖추고 있었다고 하는 것으로 되어 있다.

이상 3가지의 병, 즉 정류고환과 요도하열과 가성반음양은 모두 남자이면서 여자와 비슷하다는 점에서 일련의 관계가 있다.

환자가 태 내에 있을 때 모친이 유산방지를 위한 약을 복용했을 때에 일어나기 쉽다.

더구나 유전적 관계가 있고, 또한 첫아이에게 많고 둘째 아이가 이 다음, 세째 아이 이하가 되면 훨씬 적다고 주장하는 사람도 있다.

더구나 최근은 이 병을 인터 섹스(중성)라고 불리는 경우가 많아졌다.

남성불임증(男性不姙症)에 대하여

 부부 사이에 아이가 생기지 않는다는 것은 그 부부에게 있어서는 매우 중대한 일이다.
 예전엔 '결혼해서 3년 안에 아이가 없으면 쫓겨난다'고 해서 이 책임은 일절 아내쪽에 있다고 했지만 최근엔 잘 조사해 보면 그 반 가까이는 남편에게 책임이 있음을 알게 되었다.
 이것을 남성 불임증(男性不姙症)이라고 해서 임포텐츠(음위) 때문에 성교를 할 수 없는 경우나 결핵이나 임병(淋病) 등 때문에 양쪽 정충(精虫)이 지나는 길이 막혀 버렸을 경우 등에 이렇게 되는 것은 물론이지만 이런 일은 그다지 많지 않다.
 이런 일이 없이 언뜻 완전히 정상으로 보여도 정충이 고환 속에서 만들어지지 않고(무정자증 ; 無精子症) 혹은 만들어져도 그 수가 적고(정자감소증 ; 精子減少症) 또 그 운동력이 없어서(사정자증 ; 死精子症) 아이가 생기지 않는다는 경우가 원인의 대부분을 차지하고 있다.
 이런 경우는 정액(精液)을 채취해서 그 속의 정충을 조사하면 곧 알 수 있기 때문에 아이가 생기지 않는 부부는 아내 뿐만 아니라 남편의 정액을 조사할 필요가 있다.

이와 같이 정충이 생기는 데에 고장이 일어나는 것은 대부분 선천적이지만 아이 때에 유행성 이하선염(이하선염 ; 耳下腺炎)에 걸려 양쪽의 고환이 부은 적이 있는 사람, 뢴트겐을 고환(睾丸) 부분에 강하게 받은 적이 있는 사람, 영양실조나 어떤 종류의 중독이 된 사람 등의 경우도 정충이 생기지 않게 되는 경우가 있다.

1회의 정액량(精液量)은 보통 2~5ml로 1ml속에 정충이 1억 정도 있는 것이 정상으로, 이 수가 500만을 밑도는 것 같으면 아이가 생길 희망이 거의 없어진다.

그러나 이것은 절대적인 것이 아니라 정충이 1ml 중 1만 이하의 경우는 현미경 검사로 1마리도 발견하지 못하기 때문에 임상적으로는 무정자증이라고 진단되지만 그런 경우라도 임신했다는 보고가 없는 것은 아니다.

하긴 정말로 1마리도 없으면 물론 임신할 리는 없고 그런 보고와 같은 경우는 좀체로 발견되지 않았거나, 검사했을 때 우연히 정충이 없었다고 할 뿐으로 이런 사람도 1ml중 1만이 채 안될 정도는 나와 있을 때가 있었던 것이다.

이런 불임증(不姙症)의 치료로서는 고나드트로핀 혹은 남성호르몬이나 비타민 E나 B_{12} 등의 주사를 맞거나 여러 가지 내복약도 연구되어 있고, 또한 뇌에 뢴트겐을 조사하거나 하지만 상당히 치료가 곤란하고 정충(精虫)의 수를 늘린다는 일은 어렵다.

특히 그 수가 적을수록 어렵고, 조금 수가 적은 정도의 것을 늘리는 것은 비교적 쉽지만, 그 총수가 100만 이하와 같은 경우는 치료해도 거의 소용없는 경우가 많은 것 같다.

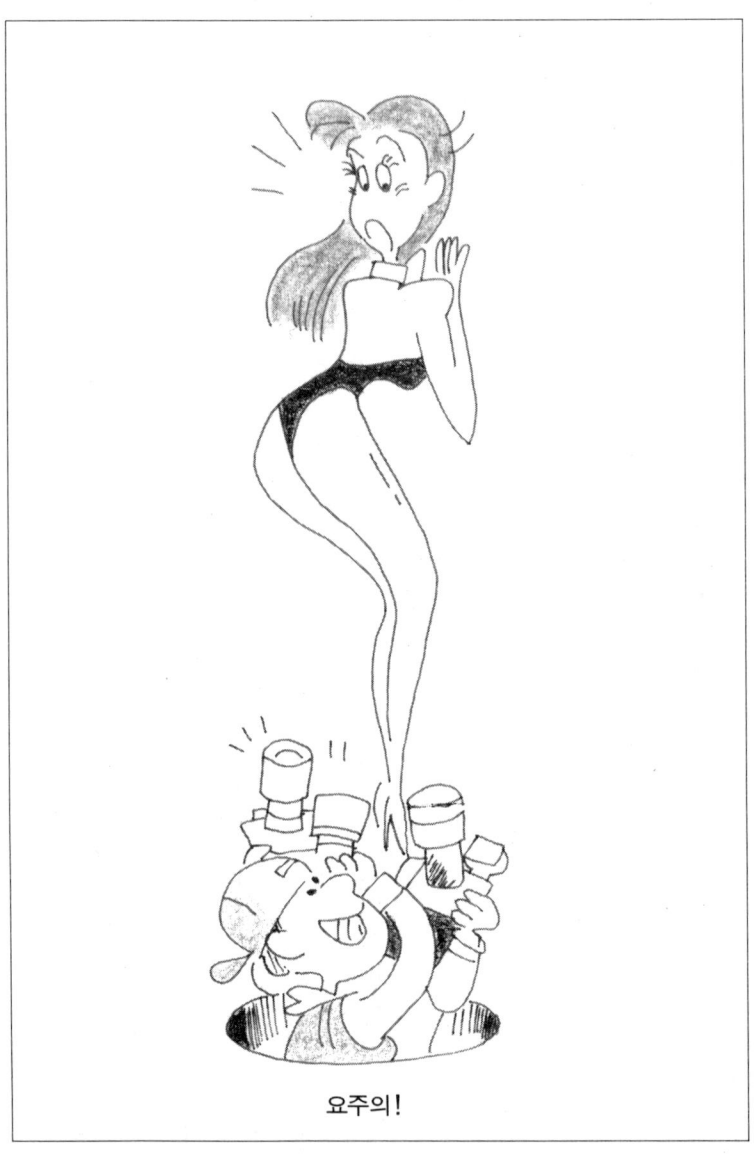

요주의!

여성불임증(女性不姙症)에 대하여

 보통 결혼 후 1년 이내에 반수 이상이 임신하고, 3년 이내에는 90% 이상이 임신하기 때문에 대개 3년 이상 지나도 임신하지 않는 경우를 불임증이라고 한다.
 그 원인의 대부분은 난관의 통로가 나쁜 것으로, 이렇게 되는 원인은 전에 결핵성(結核性) 혹은 임균성(淋菌性)의 난관염을 앓은 적이 많다.
 다음으로 문제가 되는 것은 자궁의 발육부전, 위치 이상이나 후굴증(後屈症) 등으로 이 외 자궁 경관에서 나오는 분비물의 성상이 나쁜 점, 체질 이상이라든가 지방과다(脂肪過多) 때문에 호르몬의 장해가 있는 점, 정액에 대한 알레르기 등도 들고 있다.
 더구나 난소의 작용이 나쁘기 때문에 일어나는 무배란증이라는 것이 있다.
 이 경우 월경도 이상없고 무배란성 월경이라고 해서 언뜻 아무데도 나쁜 곳은 없는 듯이 보이지만 기초 체온을 재는 것

(매일 아침 깨면 이불 속에서 체온을 재고 있으면 배란 직후부터 10일 간 정도 체온이 높아지는 것이 보통이지만 배란이 없으면 이것이 올라가지 않는다), 자궁 점막을 조금 채취해 보아 검사하는 것, 소변에 나오는 호르몬 검사를 하는 것 등으로 알 수 있다.

□ 여성 불임증의 치료법

불임증을 치료하려고 하기 위해서는 우선 그 원인이 어디에 있는지 검사를 해야 한다. 그 때 가장 중요한 것은 난관이 통하고 있는지 어떤지를 조사하는 것이다.

여기에는 난관에 공기나 물을 통과시켜보는 방법(난관통기법과 난관통수법)과 자궁과 난관에 약(조영제)을 넣어 뢴트겐 사진을 찍어 보는 방법(자궁난관조영법) 등이 있지만 뢴트겐으로 조사하는 방법이 가장 확실하다.

이것에 따르면 통해 있는지 어떤지를 알 수 있을 뿐만 아니라 어느 쪽의 어느 주변이 어느 정도 좁혀져 있는지까지 알 수 있다.

또한 통기법 이하 이런 방법은 검사임과 동시에 치료도 되는 것으로 수차례 검사를 반복하고 있는 사이에 임신하는 경우가 종종 있기 때문에 꼭 시험해 봐야 하는 방법이다.

그것으로도 안 될 경우는 일단 그 통로를 좋게 하는 수술을 해 보는데 다시 유착해서 통하지 않게 되어 버리는 경우도 많다.

만일 이상의 검사로 난관이 통해 있음이 분명하면 그 원인을 자궁발육부전증, 무배란증, 자궁후굴증, 자궁 위치 이상 등 이라고 생각되기 때문에 앞의 두 가지 경우는 호르몬 요법, 뒤의 두 가지 경우는 수술해서 그것을 치료하는 방법 등으로 치료한다.

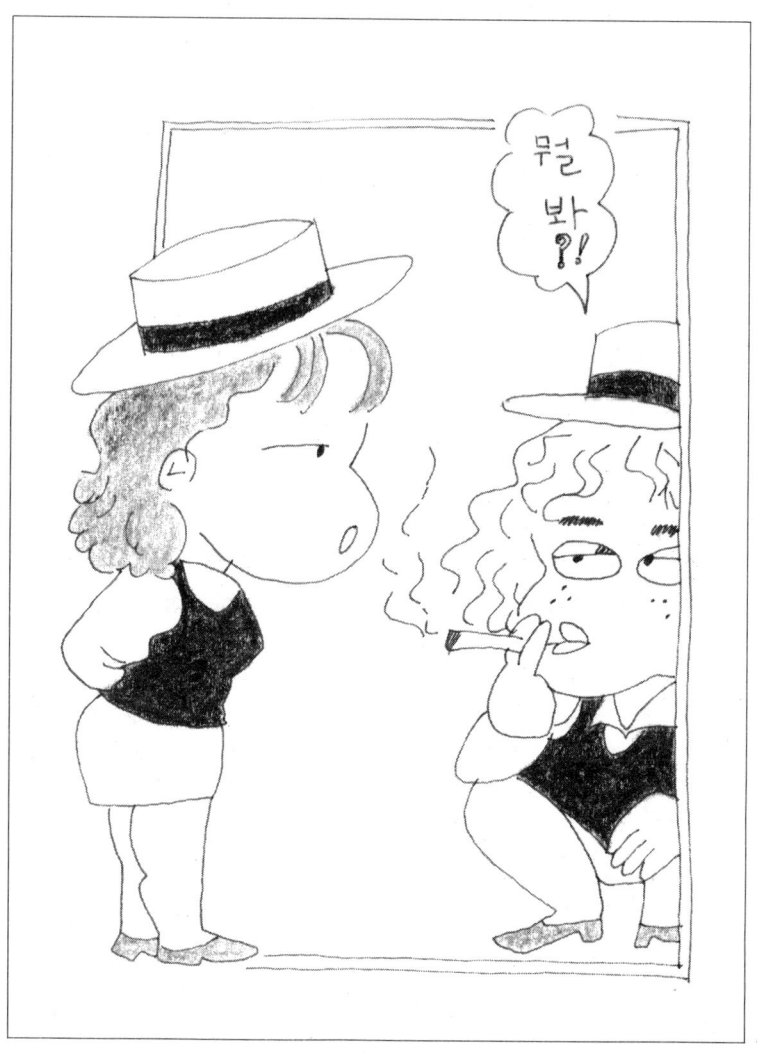

인공수정(人工受精)에 대하여

아내쪽에 임신이 안 되는 원인이 있고 그것을 도저히 치료할 수 없을 경우는 어쩔 수 없지만 남편쪽에 원인이 있어 아내쪽은 임신 가능한 상태에 있다면 마지막 수단으로서 인공수정에 의해 아이를 낳을 수 있다.

여기에는 우선 수 개월에 걸쳐 기초체온을 재고 또 앞에서 얘기한 방법에 의해 그 사람의 배란 시기를 잘 조사해 둔다.

그 시기를 하루나 2일 걸러 2~3회, 약 0.5ml의 정액을 주입기로 자궁강내(子宮腔內)에 주입한다.

수가 적어도 조금이라도 정충이 있으면 남편의 정액을 이용해야 하지만 그것이 실패할 때는 타인의 정액을 받게 된다.

그러나 후자의 방법에는 정액을 어떻게 비밀로 얻을 수 있느냐 하는 점, 남편이 한때는 납득해도 나중에 감정적으로 받아들일 수 없게 될 우려가 있는 점, 만일 정액을 공급한 사람이 알았을 때에(이것을 막기 위해 여러 명의 정액을 섞어서 사용한다) 여러 가지 문제가 일어날 수 있는 점 등의 문제가 있다.

피임수술(避姙手術)에 대하여

아이가 너무 생겨서 곤란할 경우, 임신하고 나서 이것을 중절하는(자궁내막소파술 ; 낙태수술) 경우가 흔히 이루어지고 있다.

이 방법으로서는 오기노법이라든가 체온 측정법이 있고 또 콘돔, 젤리 등도 이용되고 있다.

이것들에는 흔히 실패가 뒤따른다. 그러므로 이제 아이는 영원히 필요없다고 할 경우에는 아내의 난관을 절단하거나 남편의 정관을 절단하는 방법도 있다.

이 수술은 여성보다 남성쪽이 훨씬 간단하고 또 안전해서 남성이라면 수술해도 아무런 일상의 일에 지장이 없을 정도이기 때문에 만일 부부 중 한 사람을 수술한다고 하는 경우라면 남편이 그 희생이 되어야 한다.

더구나 이 수술을 받아도 성욕이 약해진다거나 몸이 약해진다는 일은 없다.

다만 나중에 다시 아이를 낳고 싶어도 그 가능성은 작기 때문에 이 수술은 이제 절대로 아이는 필요없다고 하는 사람에 한해야 하며 심사 숙고 끝에 해야 한다.

더구나 이 수술은 남편이 받으면 간단히 바람을 피우게 되지는 않을까 걱정하는 부인도 있는 것 같은데 그런 것은 여기에서 논외로 해 둔다.

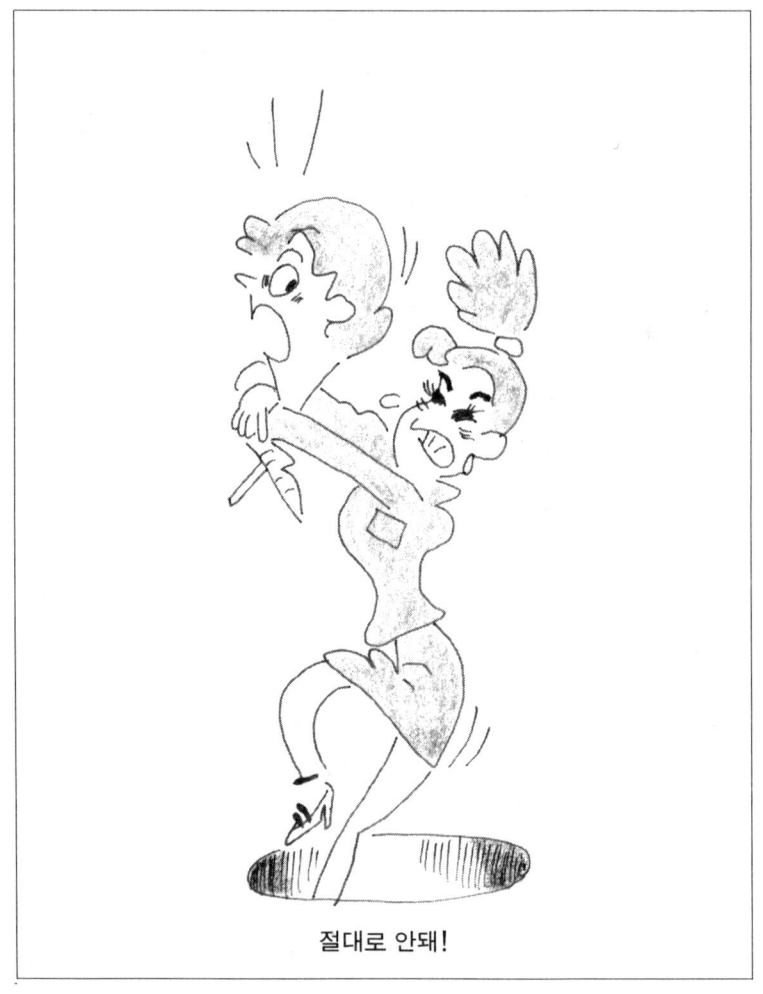

절대로 안돼!

음경단소(陰莖短小)에 대하여

  음경이 작다는 데에 매우 열등감을 느끼는 사람이 많고 그 중에는 그 일만 걱정해서 노이로제와 같이 되고 있는 사람도 흔히 있다.
  이런 사람들을 진찰해 보면 10명 중 9명까지는 정상이거나, 정상보다 아주 조금 작은 정도인데 다만 스스로 특별히 작다고 믿고 공중 목욕탕에도 부끄러워서 갈 수 없다고 고민하고 있다.
  더구나 그 중의 대부분은 20세 전으로 앞으로도 아직 성장할 가능성이 있는 사람이기 때문에 놀랍다.
  나머지 1명 정도는 실제로 정상보다 작지만 그래도 생식기능에 지장이 있다고 생각될 정도의 사람은 없다. 단, 극히 드물게는 정말로 작고, 어른이지만 음모도 전혀 없어 10살 이하의 아이 정도의 크기밖에 안 되는 사람이 있는데 이것은 다음에 얘기한다.
  이런 특별한 경우를 제외하고, 다만 스스로 작다고 믿고 있을 뿐인 사람의 경우는 성욕도 있어 성교에도 지장은 없다.

　남성으로서 조금도 부족한 점은 없이 조금도 부끄러워할 필요는 없다고 생각하지만 이렇게 믿고 있는 사람의 고민은 매우 심각한 것 같다.

　남성으로서 완전히 그 자격이 부족하다고 생각하고 자살조차 할지도 모르는 상황의 사람도 있다.

　이런 사람들은 진찰받기조차 부끄러워해서 의사들에게 흔히 편지로 그 고민에 대해 구구절절히 써서 우표를 몇 장이나 붙여 상담하고 있다.

　그것들을 읽어 보면 음경이 작은 것은 그 전에 한 오나니(자위 행위) 때문이라고 생각하고 있는 사람이 많은 것 같은데 오나니(자위 행위)와는 아무런 관계가 없다.

　다음에 전문의에게 온 그런 편지의 하나를 소개한다.

(앞부분 생략)

　일면식도 없는 선생님에게 갑자기 편지를 드리는 실례를 용서하십시요. 선생님에게 있어서는 매우 성가신 일이겠지만 저의 신체적 결함에 대해서 적절한 처치를 해 주십사 뻔뻔스럽게 편지하는 것입니다.

　요점을 간략히 말씀드리면 '과도한 오나니(자위 행위)에 기인하는 성기 단소는 현재의 의학에서도 치료 불능일까요'라는 것입니다.

　15~6세 무렵 맹렬한 오나니(자위 행위)에 빠져 많을 때는 하루에 5~6회나 한 적이 있어, 이것이 2년 간 정도 계속되었기 때문인지 성기의 발육이 완전히 멈춰버리고, 아니 오

히려 위축의 경향조차 보여서 남과 같은 크기가 되지 않습니다.

현재 25세로 슬슬 결혼 얘기가 거론되고 있는데 성기는 마치 단소(短小)로 아동의 그것과 같은 모양입니다.

현재의 증상을 써 보면 음경은 보통때 길이 약 5cm(아래쪽) 직경 약 2cm, 발기 때 길이 약 8cm(아래쪽) 직경 약 3cm, 상음경(尙陰莖)은 포경으로 포피의 개구가 좁아 번전(翻轉)할 수 있지만 그대로 발기하면 귀두가 죄이는 통증을 느낍니다.

고환은 양쪽 모두 약 3cm 정도, 이것도 보통 사람과 비교하면 약 반의 크기로 매우 작은 데다가 보통 사람과 같이 축 늘어져 있지 않고 음낭이 위축해서인지 뿌리에 착 달라붙어 버려서 소아와 같습니다.

목욕탕에 들어간 직후만 조금 축 처지는 정도입니다.

상기와 같이 한심한 상태로 이전부터 고민하고 있었지만 의지 박약 때문에 그만 지금까지 내버려 두는 결과가 되어 버렸습니다.

이런 상태에서도 보통 사람과 같이 성욕은 있어 이성을 접한 적도 2번 정도 있습니다. 그리고 2번째 때에 조루인 사실을 깨달았습니다.

여러 가지 책을 읽고 오나니(자위 행위)는 해가 없다고는 알았지만 나의 경우는 결국 그것이 과도했기 때문에 이런 결과가 되었다고 새삼 후회하고 있습니다.

어쨌든 현 상황에서는 부끄러워서 '목욕탕'에도 갈 수 없고, 많은 사람의 앞에도 나갈 수 없으며 여성에게 접근할 수도 없습니다.

저와 같은 증상의 사람은 이제 아무런 처치도 할 수 없을까요? 적어도 외관만이라도 보통 사람의 크기로 할 수 없을까요?

그것 때문에 결혼을 할 수 없는 일이 일어나더라도 방법이 있다면 하고 싶습니다.

매우 긴 편지가 되어 버렸군요. 바쁘실텐데 정말로 죄송하지만 어떤 처치가 보다 적절한 수단인지 가르쳐 주시면 고맙겠습니다.

늦었지만 현재까지 호르몬제는 물론 그 외 어떤 치료도 받은 적은 없습니다(가운데 부분 생략).

매우 강요하는 듯한, 또 뻔뻔스러운 부탁으로 죄송스럽지만, 한 청년의 생명을 구해주시는 마음으로 뭔가 좋은 처치를 가르쳐 주시면 이 이상의 행복은 없겠습니다. 모쪼록 잘 부탁 드립니다. 어리석은 인생의 패잔자로부터

이 사람은 문장도 깨끗하고 오자도 없이(이런 종류의 편지에는 매우 오자가 많은 것이 보통이지만) 분명한 사람과 같이 보이는데 어째서 이런 시시한 일에 목숨을 거는 걱정을 하고 있는지 이해하기가 힘들다.

글을 읽어보면 가끔 보통 사람에 비해 작다고 하지만 음경이든 고환이든 조금도 작다고는 생각되지 않는다.

앞에서 든 음경 길이의 숫자는 거기에 미리 양해를 구해 두었듯이 아랫배의 죽지부터 그 상면을 계산한 것으로 이 사람과 같이 아래쪽에서 계산하면 5cm 정도는 보통이다.

고환이 3cm로 반이라고 하지만 보통 사람은 6cm나 된다고 생각하고 있는 것일까?

우리들이 읽고 있으면 도중에서 한심할 정도이다.

가령 결혼 생활은 할 수 없어도 외관만이라도 크게 해 달라는 데에 이르러서는 도대체 음경은 무엇 때문에 있다고 생각하고 있는지 남에게 보이기 위해 있는가 하고 화가 나기조차 한다.

그것은 많기 때문에 크기가 다른 것은 당연하고, 키의 크기도 역시 1.5m가 되지 않는 사람부터 2m 가까운 사람까지 여러가지 있는 것과 같다.

그렇다고 해서 남자로서의 자격이 없다고 하는 것은 전혀 아닐 것이다.

또한 작다고 해서 그것을 억지로 크게 할 수 없으며 가능해도 그 결과는 좋지 않는 경우가 많다.

이런 사람이 세상에 많기 때문에 신문잡지에 여러 가지로 크게 할 수 있는 것 같은 광고를 흔히 볼 수 있는데 호르몬 주사를 아무리 맞아도 전혀 효과가 없고, 오히려 해가 있는 경우도 있다.

또한 진공팽창기라고 하는 류의 기구가 여러 가지로 발매되고 있지만 그 효과는 거의 없고 정형수술도 나중에 여러 가지로 장해가 있어서 좋지 않다.

더구나 앞에서 얘기했듯이 실제로는 작지 않기 때문에 치료할 필요는 전혀 없다.

나는 이런 사람에게 한결같이 설득요법이라고 할까, 정신요법이라고 할까, 잘 타일러 주는 방법을 취하고 있지만 이런 사람들의 사고 방식은 정신 이상이 아닐까하고 생각될 정도로 견고해서 좀체로 납득시킬 수 없다.

그러나 나이를 먹어 결혼이라도 하면 모르는 사이에 그런 망상도 사라져 버리는 법이다.

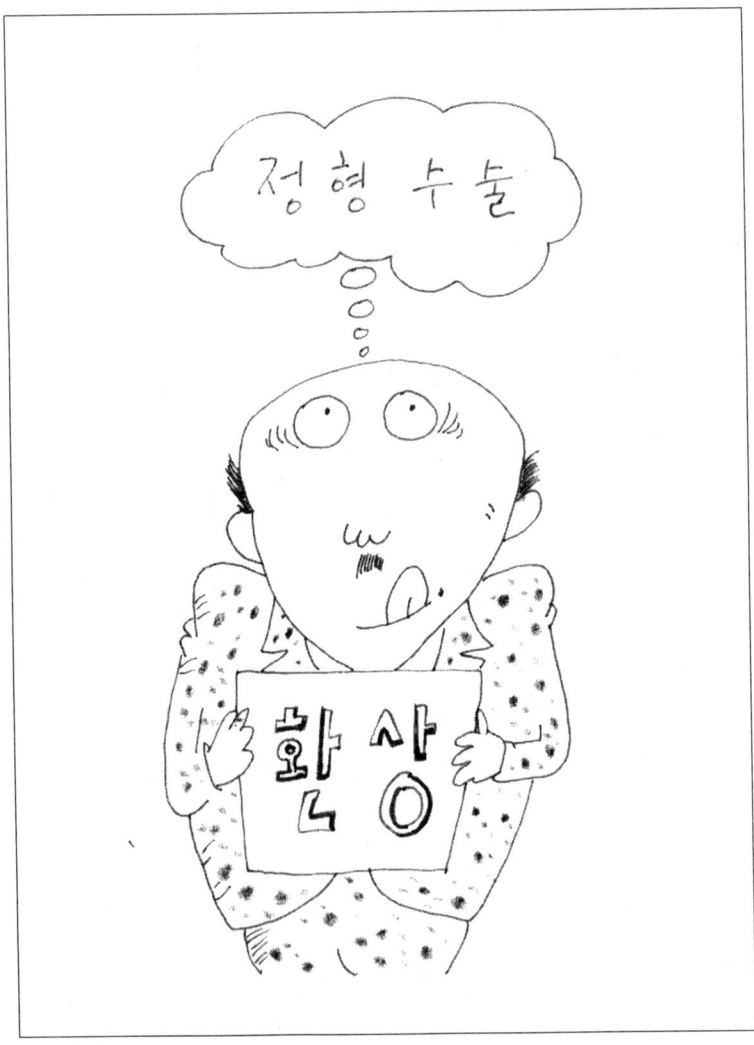

유환관증(類宦官症)에 대하여

 이것은 어려운 병명이지만 환관과 비슷하다는 의미이다.
 환관이라는 것은 옛날 중국 궁정의 제2부인들의 단속을 맡은 관리의 명칭이다.
 이 사람들은 직분상 소년시절에 고환을 거세당해 그 때문에 그 성기가 조금도 발육하지 못하고 변성도 없으며 체격도 성질도 여성적이다.
 이런 상태와 이 병의 증상이 비슷하다고 해서 유환관증이라는 병명이 붙여진 것이다.
 이 병은 선천적으로 남성 호르몬이 부족해서 그 때문에 음경 발육이 나쁜 것이다.
 남성 호르몬은 앞에서 얘기했듯이 고환에서 분비되기 때문에 고환에 고장이 있어도 물론 이 호르몬이 부족하지만 또 한 가지 유년 시절에는 고환은 정상이라도 그것을 자극해서 그 성장을 촉진하는 뇌하수체(腦下垂體 ; 의학 용어로는 하수체라고 해서 여러 가지 호르몬을 컨트롤하는 중심이 되고 있는 중요한 것이다)에서 나오는 호르몬(고나드트로핀, 성선자극 호르몬)이 부족하면 고환이 발달하지 않고, 따라서 남성 호르몬이 부족하여 이 병이 된다.

증상은 음경이나 고환 등 성기가 모두 유소년 때인 채로 있다는 것 이외에, 뼈의 성장이 멈추는 것이 늦기 때문에 팔이나 다리가 이상하게 길어져서 의사들이 언뜻 보면 그 외관만으로 이 병임을 진단할 수 있을 정도이다.

치료는 고환이 나쁜지 하수체가 나쁜지를 조사해서 그 부족한 호르몬(남성 호르몬이나 성선자극 호르몬, 혹은 그 양쪽)을 보급해 주면 차차 성기가 발육하고 음모(陰毛)나 액모(腋毛)도 난다.

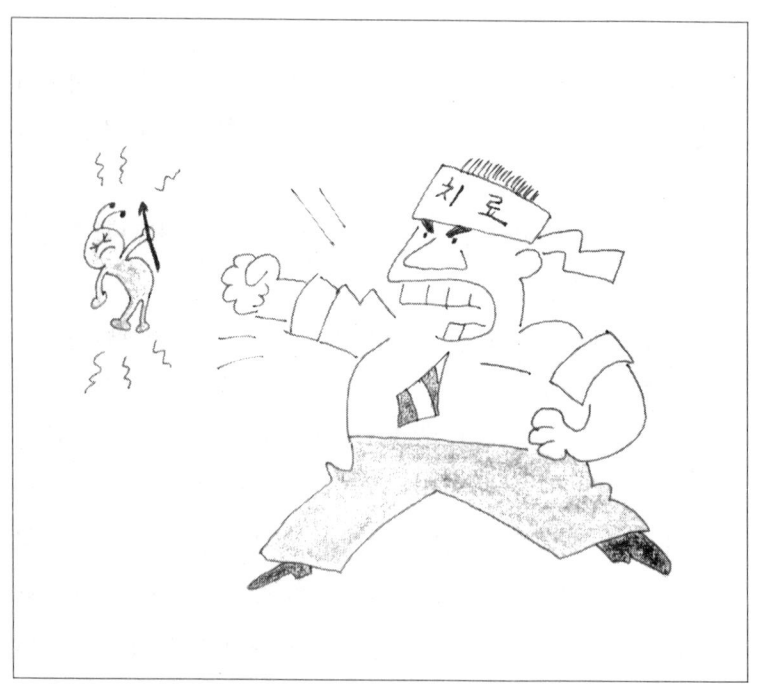

성적(性的) 노이로제에 대하여

 아무데도 나쁜 곳이 없는데 성교(性交)를 완전히 할 수 없는 경우 때문에 그외 여러 가지 성에 대해서 깊이 고민하고 있는 사람이 있는데 이런 것을 모두 포함해서 성적 노이로제라고 한다.
 이 주요 증상은 조루(早漏)와 발기부전(勃起不全)의 2가지로, 이하 이 두 가지에 대해 설명한다.
 더구나 앞에서 얘기한 음경(陰莖)이 작다는 고민도 넓은 의미에서는 성적 노이로제에 포함된다.

□ 조루(早漏)

 성교를 시작하고나서 비교적 짧은 시간에 정액(精腋)이 나와 버리는 것을 조루라고 하며 심한 경우는 시작하기 전에 사정해 버리는 경우도 있다.
 이런 것은 분명히 보통은 아니지만 일반적으로 사정에 이를 때까지의 시간은 사람에 따라 경우에 따라, 또 연령에 따라, 가지각색이다.

그 시간이 몇 분이면 정상이라고 하는 것을 결정할 수는 없다.

일반적으로 젊은 사람은 빨라서 결혼 당초는 조루가 되는 경우가 많다.

이것을 자신만의 현상으로 병적이라고 믿고, 열등감에 사로잡혀서 초조해 하면 점점 더 빨라지는 것으로 악순환을 일으켜서 깊이 고민하고 있는 사람이 매우 많은 듯하다.

이런 경우는 잘 설명하면 대부분은 납득하고 아이라도 생기면 완전히 해소한다.

더구나 전희, 행위 중의 마음 가짐 등에 주의하고 스포츠 등으로 기분을 상쾌하게 할 필요도 있다.

또한 마취약이 들어 있는 젤리 등을 이용하는 것도 도움이 되는 경우도 있으며 진정제 등을 이용하는 방법도 있다.

성교에 앞서서 수음(手淫)을 하여 사정 직전에 그만두기를 몇 번이나 반복함으로써 조루를 막는다는 방법도 발표되고 있지만 이런 방법은 별로 권장할 수 있는 일이 아니다. 특별한 경우 이외에 사용하는 것은 좋지 않다.

☐ **발기부전(勃起不全)**

성욕(性慾)은 있는데 발기하지 않는다거나, 한때는 발기(勃起)하지만 도중에 그친다고 하는 경우가 있다.

이것은 중년 이후에 많고 소위 나이 탓으로 부득이한 경우도 있다. 젊은 사람일 때는 완전히 정신적인 영향, 예를 들면 성교에 대한 죄악감이나 불결감, 임신의 걱정, 성병의 공포 등을 갖고 있거나, 다른 걱정거리가 있어도 이런 현상이 나타난다.

또한 신체의 피로에 의한 경우도 있다. 이런 경우는 정신적인 고민을 의사에게 숨김없이 털어놓고 충분히 납득하는 것이나, 몸이 지치지 않도록 하고 충분히 영양을 섭취함과 함께 몸을 단련한다고 하는 것, 혹은 여러 가지 점에서 부인의 협력을 얻어 해소하는 경우가 많다.

남성 호르몬이나 최음제(催淫劑) 등 여러 가지 약이나 기구 등도 사용되지만 이것들은 일시적으로 좋아도 나중에 오히려 전보다 나빠지는 경우가 많기 때문에 이용해서는 안 된다.

당뇨병이나 비만이라도 이렇게 되는 경우가 있기 때문에 그런 경우는 그것들을 치료하는 것이 첫째라는 것은 말할 필요도 없다.

연령에 따른 쇠약 때문인 경우는 이것을 치료한다는 것은 어려운 일이다.

이런 경우 남성 호르몬이 부족하다는 생각하에 이 주사가 이루어지는 경우가 많지만 효과가 있는 경우도, 없는 경우도 있다.

효과가 있어도 정말로 부족한 것을 보충했기 때문에 효과가 있었는지, 단지 주사를 했으므로 괜찮다는 심리적인 자신을 얻었기 때문에 효과가 있었는지 모른다.

성적 쇠약은 연령에 정비례하는 것이 아니라 개인에 따라 달라서 50세 정도라도 이미 불능인 사람이 있는가 하면 80세

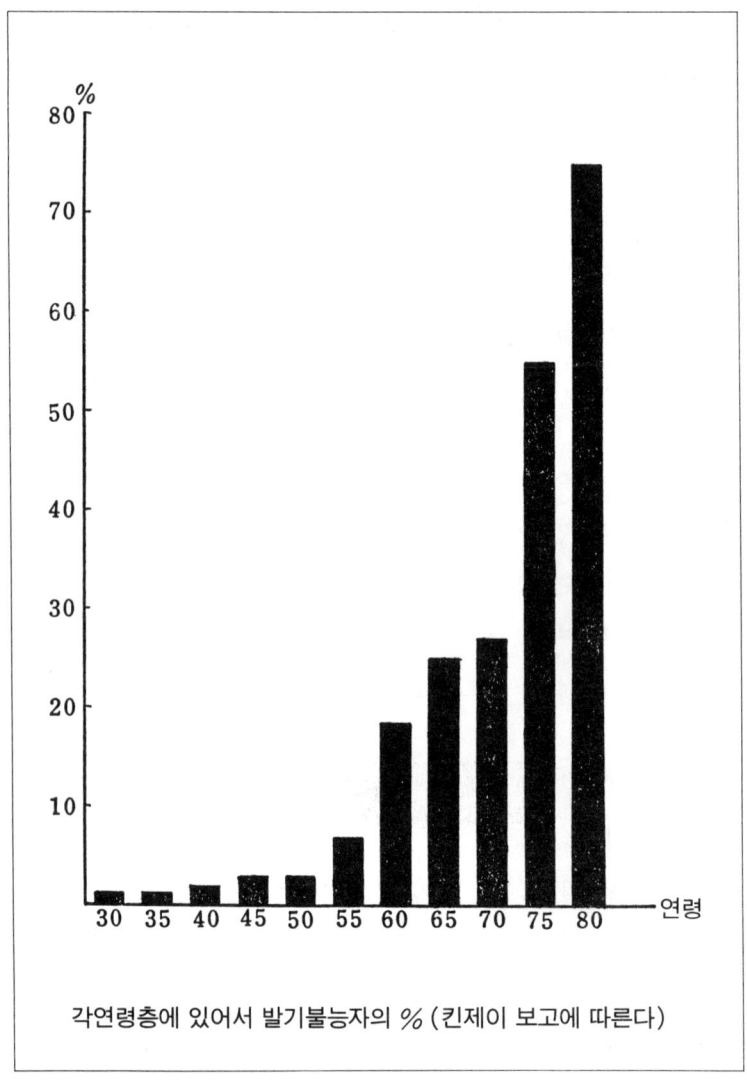

각연령층에 있어서 발기불능자의 % (킨제이 보고에 따른다)

를 지나도 아직 가능한 사람도 있다고 하는 식이다.
　미국의 킨제이라는 사람이 중심이 되어 12,000명의 많은 남성에 대해 성관계 일절을 조사한, 소위 킨제이 보고에 따르면 연령에 따라 발기 불능자가 증가해 가는 상황은 그림과 같이 되어 있다.

55세경부터 조금 늘어나서 60세가 되면 한층 늘어나 75세 이상이 되면 갑자기 많아지고 있다.

이것은 미국인에 대한 통계이지만 국내에서는 5세 정도 젊은 쪽으로 벗어나 있다고 생각하면 대개 틀림없을 것이다.

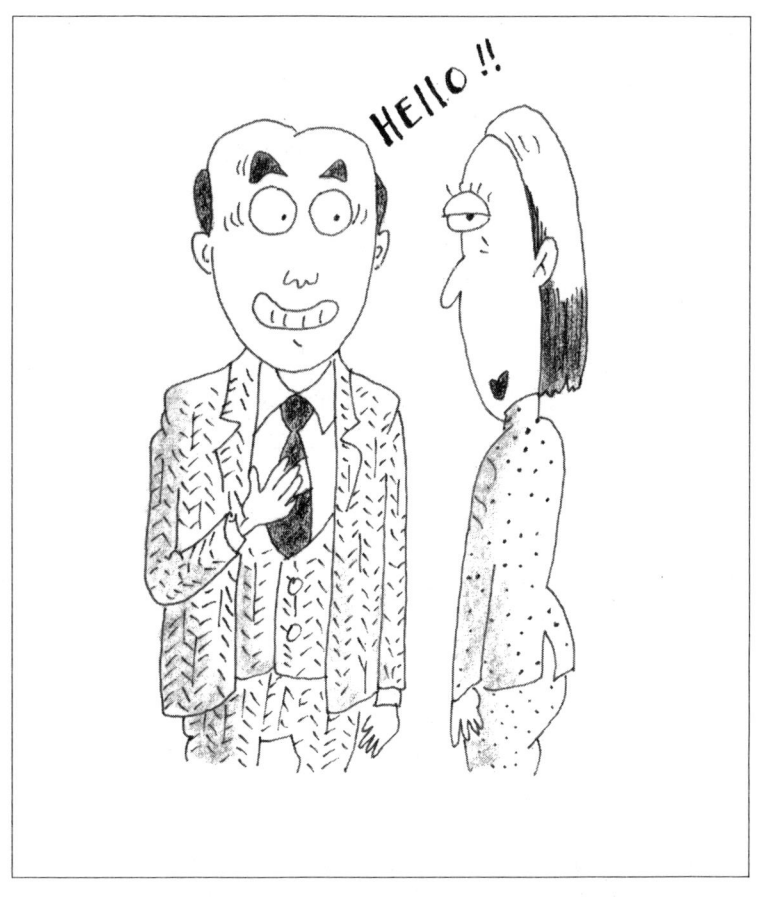

여성의 불감증(冷感症 ; 냉감증)에 대하여

　이것은 성교육이 없거나 성교시에 쾌감을 수반하지 않는 경우를 말하는 것으로 남성에게는 매우 드물지만 여성에게는 그다지 적지 않아 20~30%정도 있다고 한다.
　여성은 원래 남성에 비해 성에 대한 억제 작용이 선천적으로 강하고, 여러 가지 정신적 혹은 성적인 쇼크가 더해지면 가령 당사자는 그것을 의식 못하더라도 잠재의식이 되고 있어, 그것이 성교욕을 억제하고 또한 성교시에 쾌감이 나타나는 것을 방해하고 있는 경우가 흔히 있다.
　예를 들면 사춘기에 개의 성교를 보고 쇼크를 받았다거나, 양친의 그것을 보고 매우 혐오스런 느낌을 가졌다고 하는 것이 잠재의식이 되고 있는 경우가 있다.
　매우 엄격한 교육을 받은 것, 임신의 걱정, 성병의 공포, 옆집이나 시부모에 대한 조심스러움, 정신적 및 육체적 피로 등이 의식적, 무의식적인 억제로서 작용하고 있는 경우에도 이것들의 방해가 된다.

또한 남편의 무이해(無理解)로 남편이 자신만 빨리 최고조에 이르고 성교를 끝내 버리는 경우도 그 아내는 불감증이라고 생각되고 있는 경우가 있으며, 체위나 침대의 상태에 따라 쾌감을 느끼지 못하는 경우도 있다.

더구나 결혼 후 반 년이나 1년은 쾌감이 없는 일은 보통으로, 그 중에는 훨씬 늦게부터 비로소 쾌감을 느끼게 되는 사람도 있다.

이런 이유 때문에 치료로서는 방해가 되고 있다고 생각되는 점에 대해서 전문의나 경험자에게 완전히 털어놓고 솔직하게 충분히 얘기해서 그것을 제거하도록 하고 억제를 없애는 것이 중요하다.

흔히 불감증인 사람은 임신하지 못한다고 생각하는 사람이 있다.

일단 그런 점도 약간 원인이 될 수 있다고 생각되지 않는 것은 아니지만 실제로는 한 번의 강간으로 인해 임신해 버리는 경우도 있고, 또한 불임증 여성을 조사해도 불감증인 사람이 많다는 사실은 없다.

요컨대 모든 억제를 제거할 수 있고 남편에게도 충분한 이해가 있으면 이런 증상은 거의 없어질 것이다.

갱년기 장애(更年期障礙)에 대하여

나이를 먹음에 따라서 성호르몬의 분비가 점점 적어진다.

특히 여성은 50세 전후가 되어 월경이 멈출 무렵에 갑자기 이것이 적어지기 때문에 몸 속의 호르몬의 균형이 제대로 되지 않게 된다. 때문에 이 무렵의 4~5년 간은 여러 가지 고장이 일어난다. 이것을 갱년기 장애라고 한다.

남성의 경우는 그 감소가 서서히 일어나기 때문에 이런 확실한 시기를 인식하는 경우는 거의 없다.

이 증상은 일정치 않고 사람에 따라 여러 가지 고장이 일어나지만 일반적으로 왠지 나른하고, 잠을 잘 잘 수 없게 되고, 머리가 무겁거나 아프고, 쉽게 지친다고 하는 경우가 많은 것 같다.

이 외에도 사람에 따라 배가 커지고 가스가 차 기분이 나쁘다, 변비, 신경과 같은 통증이 몸 각처에 일어난다, 현기증이 난다, 동계나 이명, 어깨가 결리다, 허리가 아픈 증상이 일어난다 등등의 증상이 있다.

본인은 이런 증상들을 과장스럽게 생각해서 무거운 병이라고 생각하는 경우가 흔히 있고, 그런 사람은 자신의 고통을 끙끙거리며 호소해서 주위 사람을 난처하게 만든다.

그러나 이런 증상들은 길어도 수년 사이에 호르몬의 밸런스가 다시 균형을 이루게 됨에 따라서 자신도 모르는 사이에 치료되기 때문에 심하게 걱정할 필요는 없다.

치료로서는 그 일어나는 이유를 잘 이해하고 정신적으로 안정을 유지하는 것이 우선 첫째로 필요하고, 그러기 위해서 집안에만 틀어박혀 있지 말고 기분을 전환시키고 또 적당한 운동을 하며 가능한 사람은 산행(山行)하거나 온천에 보양하러 가는 것도 좋은 방법이다.

증상이 너무 심할 때는 호르몬 주사를 해서 부족해진 부분을 보급할 필요가 있는 경우도 있지만 가능한 한 지연에 맡기는 편이 바람직하다.

남성의 경우도 쉽게 지친다거나, 머리가 개운치 않다거나, 여러 가지 증상을 호소해서 갱년기 장애라고 생각하고 있는 사람도 있는 것 같지만 일반적인 현상(나이를 먹는다고 하는 이유 때문에 일어나는 현상을 말하는 것으로 노년에 일어나면 노쇠 현상이라고 한다)에 의한 몸의 쇠약과 구별하기가 어려워, 확실히 호르몬의 감소에 의한 것이라고 아는 경우는 별로 없다.

여성에 대해 제기된 갱년기 장애라는 말이 유행이 되어 남성에게도 함부로 널리 이용되고 있는 경향이 있어 학자 사이에서도 남성의 갱년기 장애라는 것이 있느냐 어떠냐고 하는 문제에 대해 의견이 일치하고 있지 않다.

더구나 또 한 가지 오해되고 있는 점은 40~50세 경의 성욕

쇠퇴를 갱년기 장애의 하나로 해석하고 있는 것이다.
 이것은 갱년기가 되어 눈에 띄는 경우가 흔히 있고, 호르몬 감소에 의한 것이지만 누구에게나 다소라도 일어날 수 있는 현상이라고 해야 한다.
 갱년기 장애라고 하는 것은 앞에서도 얘기했듯이 성호르몬 감소에 의한 전신적 증상(全身的症狀 ; 탈락 증상이라고 한다)에 붙여진 명칭이다.

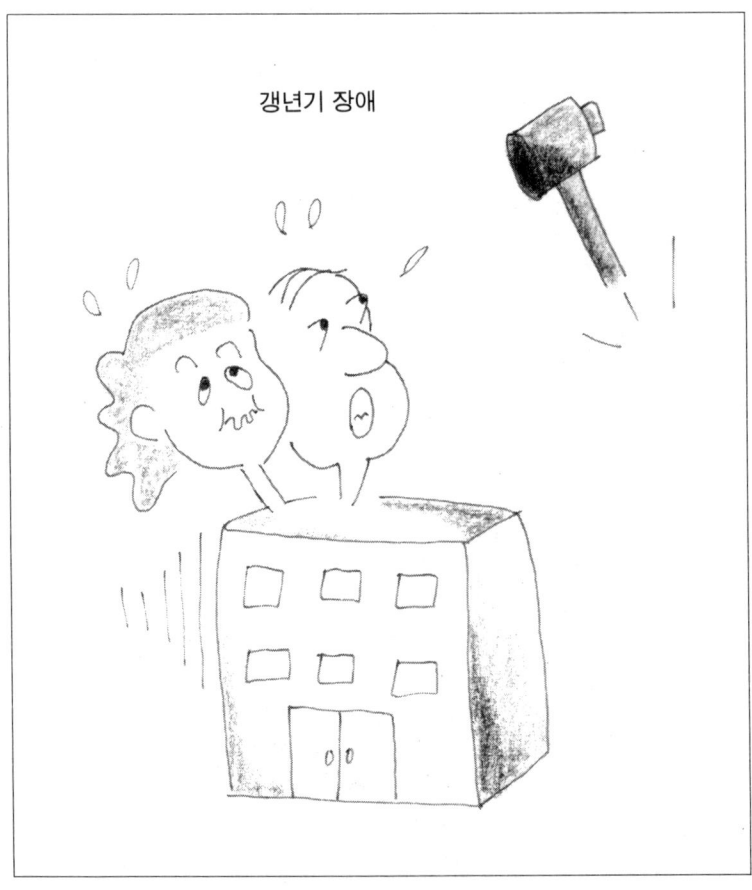

판권본사소유

성질환 예방과 치료법

2011년 9월 20일 인쇄
2011년 9월 30일 발행

지은이 | 현대건강연구회
펴낸이 | 최 상 일
펴낸곳 | 태 을 출 판 사
서울특별시 중구 신당6동 52-107(동아빌딩내)
등 록 | 1973 1.10(제4-10호)

ⓒ2009. TAE-EUL publishing Co.,printed in Korea
※잘못된 책은 구입하신 곳에서 교환해 드립니다.

■ 주문 및 연락처
우편번호 100-456
서울 특별시 중구 신당 6동 제52-107호(동아빌딩내)
전화: 2237-5577 팩스: 2233-6166

ISBN 89-493-0382-5   13510